JUNGMANN · DAS KLIMA

DOZENT DR. MED. HORST JUNGMANN

II. Med. Univ.-Klinik Hamburg

DAS KLIMA

IN DER THERAPIE INNERER KRANKHEITEN

Untersuchungen im Hochgebirge und an der Nordsee

Mit 29 Abbildungen und 2 Tabellen

1962

JOHANN AMBROSIUS BARTH · MÜNCHEN

ISBN-13: 978-3-540-79622-0 e-ISBN-13: 978-3-642-86059-1
DOI: 10.1007/ 978-3-642-86059-1

Geleitwort

Die klimatologische Forschung leidet in einem ganz besonderen Maße an dem Mangel an langfristigen und kontinuierlichen Untersuchungen über die Einwirkungen des Klimas auf den Menschen. Allenfalls findet man in der Literatur Anfangs- und Enduntersuchungen, so gut wie nie Nachuntersuchungen über das, was nach Abschluß eines Aufenthaltes in einem fremden Klima in der Heimat geschehen ist. Die vorliegenden Untersuchungen von Herrn Jungmann füllen hier insofern eine wirkliche Lücke, als er die Patienten vor Antritt der Reise, während des Aufenthaltes in einem anderen Klima und nach der Rückkehr in die Heimat kontinuierlich mit denselben Methoden untersucht hat. Sehr wesentlich scheint mir auch die Tatsache, daß diese Untersuchungen sich sowohl auf das Hochgebirgsklima als auch auf das Seeklima erstrecken. Aus den Beobachtungen von Herrn Jungmann ergeben sich wirklich greifbare Resultate über die Klimawirkung, und es lassen sich klare Kurindikationen aus diesen Untersuchungsergebnissen ableiten. Ich begrüße es daher sehr, daß der Verlag Johann Ambrosius Barth sich bereit erklärt hat, die vorliegende Schrift zu publizieren.

Hamburg, Juni 1962 *Prof. Dr. A. Jores*

Vorwort

Untersuchungen über den Einfluß des natürlichen Klimas auf den gesunden und kranken Menschen erfordern viel Zeit und enge Zusammenarbeit mit anderen Kliniken und Instituten, mit den ortsansässigen Ärzten und nicht zuletzt mit den wirtschaftlichen Organisationen, Verkehrsbetrieben und Kurverwaltungen.

Diese Arbeit entstand in Zusammenarbeit mit der Medizinischen Universitätsklinik Innsbruck, ihrem Direktor, Herrn Prof. Dr. A. HITTMAIR, ihrem Oberarzt, Herrn Prof. Dr. M. J. HALHUBER und dem Leiter des Kliniklabors, Herrn Dr. F. GABL, sowie mit dem Direktor der Balneologischen Forschungsstelle Bad Orb, Herrn Doz. Dr. G. HILDEBRANDT. Sie wurde möglich durch großzügige Unterstützung des Deutschen Wetterdienstes, insbesondere durch den Direktor des Meteorologischen Observatoriums Hamburg, Herrn Prof. Dr. R. SCHULZE und durch das Entgegenkommen der Ärzte und Direktoren der Landesversicherungsanstalt Hamburg, Herrn Dr. med. H. BRECHMANN, Herrn Direktor W. PRIES und Herrn Dr. med. W. STOLTENBERG. Der Deutsche Bäderverband förderte die Arbeit, und der Vorsitzende des Vereins »Österreichische Badeärzte«, Herr Dr. Dr. E. BALZAR (†), Igls (Tirol), trug wesentlich zum Gelingen einiger Versuchsreihen bei.

Die Untersuchungen in den südamerikanischen Anden verdanke ich der Vermittlung von Herrn Prof. Dr. E. G. NAUCK und der freundlichen Hilfe des Dekans der Medizinischen Fakultät Lima/Peru, Herrn Prof. Dr. A. HURTADO. Die HAPAG ermöglichte die Reise und den Transport der Geräte nach Peru und gleichzeitig die Untersuchungen während der Fahrt durch die Nordsee und den Atlantik.

Den Kurverwaltungen von Borkum, Igls, Norderney und Seefeld (Tirol) sei für ihre verständnisvolle Hilfe gedankt, ebenso dem Bundessportheim und der Alpinen Forschungsstelle der Universität Innsbruck in Obergurgl (Tirol) und den Bergbahndirektionen am Hafelekar, Nebelhorn und Stubnerkogel.

Ganz besonderen Dank bin ich meinem verehrten Lehrer, Herrn Prof. Dr. A. JORES, für die Ausbildung und Förderung, und Herrn Prof. Dr. E. GADERMANN für die kritische Durchsicht der Untersuchungsergebnisse und vielseitige Hilfe schuldig.

Hamburg, im Frühjahr 1962 *H. Jungmann*

Inhalt

I. Einleitung 9

II. Methodik 14

A. Die Versuchsreisen 14

B. Die Versuchspersonen 14

C. Die Versuchsbedingungen 17
1. Spezielle Untersuchungsbedingungen 17
2. Lebensweise 20
3. Vergleichsmessungen ohne Klimawechsel 20

D. Die angewandten Meßmethoden 21
1. Kreislauf 22
2. Atmung 26
3. Sinnesorgane und motorisches Nervensystem 26
4. Stoffwechsel 28
5. Endokrines System 28

E. Die Erfassung des subjektiven Befindens 29

F. Nachkontrollen 29

III. Ergebnisse 30

A. Der Übergang in ein fremdes Klima 30
Allgemeine Vorbemerkungen 30
1. Die ersten Stunden in 2000–4600 m Höhe 30
2. Die ersten Tage in 2000–4600 m Höhe 34
3. Die ersten Tage in Kurorthöhen von 900–1200 m in den Alpen 44
4. Die ersten Tage im Nordseeklima 45

B. Der Aufenthalt im fremden Klima 46
1. Hochgebirge 46
2. Nordsee 61

C. Untersuchungen nach der Rückkehr und Beobachtungen über den Kurerfolg 63

IV. Diskussion der Untersuchungsergebnisse . . . 71

A. Anpassung als phasisches Phänomen 71
B. Anpassung als Ökonomisierungsvorgang 78
C. Spezifische und unspezifische Klimawirkung 85
D. Anpassung als körperliche Leistung 95

V. Die Bedeutung der Anpassungsvorgänge für die Behandlung innerer Erkrankungen 99

A. Blutkrankheiten 100
B. Herzkrankheiten 101
1. Vitien und Schädigung des Arbeitsmyocards 101
2. Coronare Durchblutungsstörungen 103
3. Herzrhythmusstörungen 104
C. Kreislaufstörungen 104
1. Essentielle Hypertonie und hypertone Kreislaufregulationsstörungen 104
2. Hypotone Kreislaufregulationsstörungen 106
3. Kreislaufdysregulation und vegetative Störungen ohne objektiven Befund 106
4. Arteriosklerose 108
D. Endokrine Erkrankungen 109
1. Schilddrüsenüberfunktion 109
2. Hypothyreose und andere endokrine Erkrankungen 111
E. Erkrankungen der Atmungsorgane 112
1. Katarrhe, chronische und spastische Bronchitis 112
2. Asthma bronchiale 115
F. Tuberkulose 116
1. Lungentuberkulose 116
2. Extrapulmonale Tuberkulose 117
G. Erkrankungen der Verdauungsorgane 118
H. Rheumatische Erkrankungen der Bewegungsorgane 120
I. Rekonvaleszenz 121

VI. Schlußbetrachtung 122

Zusammenfassung 125

Literatur 127

I. Einleitung

Die Nutzung des Klimas zur Therapie innerer Krankheiten hat sich seit langer Zeit bewährt. Trotzdem überraschen bei dem Versuch, das Wirkungsprinzip der Klimatherapie zu ergründen, zwei Feststellungen: Die erste betrifft den erstaunlichen Mangel an objektiven, mit Datums- und Witterungsangaben versehenen klinischen Befunden im Kurverlauf und ebenso an Prüfungen des therapeutischen Nacherfolgs der Klimakuren. So stehen unter anderem auf der Indikationsliste jedes heilklimatischen Kurortes die »Kreislaufstörungen« (siehe z. B. Deutscher Bäderkalender 1958). Es gelang jedoch kaum, objektive, durch Nachkontrollen am Heimatort überprüfte Erfolgsstatistiken zu finden, wie sie für jedes kreislaufwirksame Medikament gefordert werden. Die Untersuchungen von GOLLWITZER-MEIER (53)*) und KROETZ (117) sowie von DELIUS, GRANDMANN, KEMPE und STOLTENBERG (30) über Kurerfolge bei Kreislauferkrankungen beziehen sich weniger auf Klima- als auf Badekuren. Aus den Alpen liegen einige Nachprüfungen bei Asthmakranken vor (WOLTER 217; MARCHIONINI 130), von der Nordsee besonders bei extrapulmonaler Tuberkulose (GOETERS; TREPLIN 201). Über 1200 Veröffentlichungen über Nordseeklimawirkung und Meeresheilkunde haben HAEBERLIN und GOETERS (63) 1954 zusammengestellt. Unter diesen finden sich keine 10 Arbeiten, die über Vor- und Nachuntersuchungen berichten. DELIUS (29) hat 1959 auf diesen Mangel ausdrücklich hingewiesen. LÜHR (128) bezeichnet diese Tatsache als »eins der großen Löcher in der balneologischen Wissenschaft«, und PFLEIDERER äußerte sich auf der Arbeitstagung der Deutschen Gesellschaft für Balneologie, Bioklimatologie und physikalische Medizin in Oeynhausen 1957 sehr zurückhaltend, als die Frage erörtert wurde, ob es überhaupt heute möglich sei, die therapeutischen Erfolge von Bade- und Klimakuren kritisch zu überprüfen. Es würde zu weit führen, die Schwierigkeiten zu besprechen, die einer solchen Erfolgsprüfung entgegentreten. Allein die Tatsache ihres Fehlens erscheint bemerkenswert. Selbst kasuistische Mitteilungen über typische oder auffallende Krankheitsverläufe während der Klimakur sind selten und zum größten Teil über 50 Jahre alt.

*) Die Zahlen hinter Autorennamen und im Text verweisen auf das Literaturverzeichnis.

Die zweite Feststellung betrifft die Mannigfaltigkeit der sich z. T. widersprechenden Vorstellungen über Wirkfaktoren und Wirkungsweise des Klimas sowie die Problematik, Beobachtungen am Kranken dem Einfluß einzelner Klimafaktoren zuzuordnen.

Oft wird die Ansicht vertreten, daß das Wesentliche der Heilklimawirkung in der *Ausschaltung krankheitserzeugender Faktoren* besteht. Der Schutz vor Allergenen auf den Nordseeinseln, besonders Helgoland, die Flucht vor den Luftverunreinigungen der Großstädte und Industriezentren, das Fehlen der Schwüle in den Heilklimaten, aber ebenso die Unterbrechung psychischer Belastungen und der Entzug schädigender Lebensgewohnheiten durch den Milieuwechsel sind Beispiele dieser Deutung der Klimakurwirkungen.

Andererseits wird vermutet, daß die speziellen *Temperatur- und Feuchteverhältnisse* eines Klimas Ursache der therapeutischen Erfolge seien. So wird für die Behandlung der chronischen Bronchitis an der Nordsee die ständig hohe Feuchte der Seeluft und ihr Gehalt an Meerwassersprühteilchen, im Hochgebirge dagegen gerade die trockene, reine Luft der Höhe als günstig erachtet. An der Küste gilt der fast fehlende Tagesgang der Temperatur, in den Gebirgen die fühlbare nächtliche Abkühlung als schonender Faktor für Kreislaufkranke.

Manche Autoren messen den *Spurenstoffen der Luft* eine wichtige *spezifische Wirkung* auf die erkrankten Organsysteme zu, z. B. dem Jodgehalt der Meeresluft, dem Salzgehalt der Luft am Strand, dem Ozon an der Nordsee wie auch im Hochgebirge oder auch dem pH des Aerosols. Auch spezifische Einflüsse ultravioletter Strahlen auf chemische Prozesse in der Haut werden diskutiert.

Von vielen Autoren werden *Substitutionswirkungen* vermutet, angefangen von dem in Laienkreisen oft zitierten »hohen Sauerstoffgehalt« der Seeluft über die Spurenstoffe bis zum sog. »Aran«, das CURRY für einen zum Wohlbefinden notwendigen Luftbestandteil hielt und dessen Fehlen in verbrauchter Luft bei bestimmten Reaktionstypen schwere Gesundheitsstörungen auslösen sollte. In ähnlicher Weise wird auch der reichliche Genuß ultravioletter Strahlen am Strand und im Gebirge als Ausgleich für den Strahlungsmangel der Großstadt (Anheliose) angeführt.

Fast alle Autoren erwähnen den Begriff der klimabedingten *»Umstimmung«*. Diese Umstimmung gilt heute allgemein als das wichtigste Wirkprinzip der Klimatherapie. Der Nachweis, daß im fremden Klima eine Umstimmung vor sich geht, gelang nicht nur während des Klimaaufenthaltes, sondern ließ sich auch noch lange nach der Rückkehr, z. B. an der erhaltenen Höhenanpassung, führen. PFLEIDERER und BÜTTNER (159) definierten 1940 die Umstimmung als Veränderung der Konstitution (reaktiven Persönlichkeit), an deren Wandlung durch klimatische Einflüsse nicht mehr zu zweifeln sei, weisen aber gleichzeitig auf die Schwierigkeiten hin, die Konstitution in diesem Sinne objektiv zu erfassen (s. 941).

Vielen gebräuchlichen Begriffen werden von einzelnen Autoren unterschiedliche Inhalte verliehen. Als Beispiel seien die Termini »Reizklima« und »Schonklima« angeführt. Ursprünglich auf die Wärmeregulation bezogen und auf Kurorte im mitteleuropäischen Flachland und Mittelgebirge sowie ihre normalen Besuchergruppen beschränkt (LINKE 126), wird heute besonders der Begriff Schonklima häufig mit der Bedeutung zitiert, daß dieses Klima für jeden Menschen schlechthin eine Schonung und Entlastung bringe. Die nähere Betrachtung zeigt, daß dieser Begriff für die medizinische Klimatologie nur dann einen Sinn und praktische Bedeutung gewinnt, wenn er auf den einzelnen Menschen und das ihm gewohnte Klima bezogen wird. Selbst in den extremsten Varianten läßt sich dies zeigen. Z. B. ist das Klima der höchsten menschlichen Siedlungen in 4000 bis 5000 m Höhe für den Tieflandbewohner ein starkes »Reizklima«, der Abstieg in die »Schonklimate« der Tiefebene bringt aber für den Hochlandbewohner ebenso starke Belastungen (Reize) mit sich und ist in der Lage, eine Truppe von Hochlandsoldaten für Wochen kampfunfähig zu machen (MONGE 141). Die Reizstärke eines Klimas ist also innerhalb der bewohnten Zonen der Erde nur relativ aus dem Vergleich zum Heimatklima des betreffenden Menschen zu definieren.

Eine weitere Schwierigkeit für die Beurteilung der Klimawirkungen entsteht aus der engen Beziehung zwischen Klima, Witterung und Wetter. So entbehrt z. B. die Meinung, daß der Föhn in den Alpen krankheitsauslösend wirke, das Klima dagegen, für das der Föhn ein charakteristischer Bestandteil ist, als heilsam erachtet wird, nicht der Paradoxie. Hinzukommt, daß eine größere Anzahl von Publikationen von der oft einseitigen Erfahrung des Autors und, wohl unbewußt, von der Begeisterung für eine bestimmte Gegend gefärbt sind.

Die Problematik der Zuordnung experimenteller Befunde zu klimatherapeutischen Beobachtungen wird am O_2-Partialdruck deutlich. Die Wirkung des verminderten Luftdrucks in der Höhe ist in den letzten Jahrzehnten eingehend in der Unterdruckkammer untersucht worden. Bei der Übertragung dieser Ergebnisse in klimatherapeutische Bereiche wird jedoch meist außer acht gelassen, daß die Schwelle der Sauerstoffmangelwirkung mit 2500 bis 3000 m Nennhöhe angegeben wird, die Hochgebirgskurorte dagegen noch nicht 2000 m Höhe erreichen, die meisten von ihnen in 800 bis 1500 m Höhe liegen. Viele Autoren betonen, daß im Hochgebirge

Höhenwirkungen bei viel höherem Luftdruck auftreten als in der Unterdruckkammer, ohne daß bis jetzt eine Erklärung dafür gefunden wurde (v. MURALT 144; GRANDJEAN 56; WIESINGER 212; u. a.).

Trotz der Fortschritte der Klimaphysiologie, besonders in den letzten Jahrzehnten, ist es bisher nur in Einzelfällen möglich, die immer wieder erfahrene Veränderung im Gesundheitszustand während einer Klimakur bei Gesunden und erst recht bei Kranken auf den Einfluß einzelner definierter Klimafaktoren zurückzuführen. Die Worte Gustav von BERGMANNS (11), mit denen er 1925 auf der Klimatologentagung in Davos diese Problematik umriß, haben noch immer Gültigkeit: »Nehmen wir das Klima in seiner Gesamtheit gewissermaßen synthetisch als nur eine unbekannte Größe hin und verfolgen wir die Einwirkung dieser, wenigstens soweit wir Ärzte und nicht Meteorologen sind, in ihrer Auswirkung auf den kranken Menschen.«

Um die Schwierigkeiten einer Unterscheidung zwischen echten Klimawirkungen und anderen unspezifischen Einflüssen zu mindern, wurde der Weg der »vergleichenden Medizin-Meteorologie« beschritten. Möglichst ähnliche Gruppen von Patienten oder Versuchspersonen wurden vor, während und nach einem mehrwöchigen Aufenthalt in möglichst unterschiedlichen Klimaten einer strengen klinischen Beobachtung unterworfen. Diese Methode ist u. W. bisher noch kaum ausgenutzt worden. Wir erhofften uns von ihr eine Unterscheidung allgemeiner, für jeden Kuraufenthalt in fremder Umgebung typischer Phänomene von Erscheinungen, die spezifisch für bestimmte Klimaregionen sind.

Die vorliegende Arbeit enthält die *Phänomenologie der Klimakur.* Ausgewählt wurden die zwei für den deutschen Großstädter reizstärksten Klimate Mitteleuropas, das Nordseeklima und das Hochgebirgsklima. Im Prinzip unterscheiden sich diese Untersuchungsreihen von den meisten Beiträgen zu diesen Problemen, da weniger die spezielle Wirkung einzelner Klimafaktoren wie Temperatur, Feuchte, Strahlung, Aerosol u. a. auf den Organismus im akuten Versuch geprüft wurden. Die Ergebnisse repräsentieren vielmehr den Gesamteinfluß des ärztlich überwachten Aufenthalts im fremden Klima auf den Patienten.

Einer solchen *»Phänomenologie« der Klimakurwirkungen* haftet ein wesentlicher Mangel an: Die Beobachtungen lassen nicht sicher erkennen, wieweit ihre Ursachen im Klima selbst oder auch im Milieuwechsel, in der Lebensweise am Kurort und in der ortstypischen Ernährung zu suchen sind. Im Bereich der praktischen Klimatherapie ist eine völlige Trennung der

Klimaeinflüsse von denen der ortsgebundenen Lebensweise und Ernährung kaum möglich. Der Aufenthalt in luftiger Kleidung am Strand ist ebenso Bestandteil eines Kuraufenthaltes wie das Gehen auf bergigen Wegen in den Alpen und die Ernährung mit den Produkten des Landes. Daß hier Schwierigkeiten für die Erkennung des eigentlichen Klimaeinflusses liegen, die auch in der vorliegenden Arbeit nicht umgangen werden konnten, ist selbstverständlich. Andererseits hätte eine unter Zwang vollständig reglementierte Lebensweise nicht nur die Bereitwilligkeit und das Vertrauen der Patienten und Versuchspersonen zerstört, sondern auch die Vergleichbarkeit mit den praktisch angewandten Formen der Klimatherapie verschlechtert. Daher wurde es für wichtiger gehalten, die Lebensweise der Versuchspersonen den Regeln des üblichen, ärztlich geleiteten Kuraufenthalts anzupassen und dann den Verlauf der Versuchsreihen in allen Einzelheiten festzuhalten, so daß die Befunde auch für spätere Bearbeitungen nach anderen Gesichtspunkten auswertbar bleiben.

Das Anliegen dieser Arbeit besteht deshalb in dem Bemühen, mit klinischen Meßmethoden die Veränderungen einzelner körperlicher Funktionen im Verlauf eines Aufenthaltes in bestimmten Klimaten bei Gesunden und bei für Klimakuren geeigneten Kranken zu erfassen, Symptome und Empfindungen der Patienten, die für die einzelnen Klimagebiete mehr oder weniger charakteristisch sind, festzuhalten und den Verlauf bestimmter Krankheiten unter dem jeweiligen Klimaeinfluß zu beschreiben. Am Vergleich der Meßreihen untereinander soll versucht werden, das Charakteristische der Klimakurwirkung hervorzuheben. In der Diskussion mit den in der Literatur niedergelegten Ansichten über Klimawirkung mag es erlaubt sein, einige Gedanken zu dem wirksamen Prinzip dieser Therapie chronischer innerer Erkrankungen zu äußern.

Die praktische Bedeutung kann in einer Präzisierung der Indikationen und in Hinweisen auf eine erweiterte Ausnutzung der Klimawirkungen zur Therapie und Prophylaxe erwartet werden.

II. Methodik

A. Die Versuchsreisen

Für die vorliegende Arbeit wurden 7 Untersuchungsreisen mit insgesamt 110 kranken und 37 gesunden Versuchspersonen ausgewertet (s. Tab. 1). 3 Reisen führten vom Binnenland (Ruhrgebiet und Hamburg) auf Nordseeinseln, 2 Reisen von Hamburg in die normale Kurorthöhe von 900 bis 1200 m ü. N. N. in die Alpen. Ein Teil der Patienten wurde während des Alpenaufenthalts von 900 m auf 2000 m verlegt. 2 weitere Reisen mit Gesunden, die eine von Innsbruck, die andere von Hamburg aus, gingen in das Niveau der höchsten Kurorte Europas nach Obergurgl im Ötztal/Tirol (2000 m).
Hinzukommen Untersuchungen über Kreislaufveränderungen beim akuten Höhenwechsel mit Bergbahnen in den Alpen an 62 Personen, etwa zur Hälfte Gesunde und zur Hälfte Patienten mit Kreislaufregulationsstörungen einschließlich Hypertonie, Hypotonie und Schilddrüsenfunktionsstörungen, die größtenteils bereits früher zusammen mit E. Haus (70) veröffentlicht wurden; außerdem Untersuchungen am Kreislauf beim Übergang aus Meereshöhe mit der Eisenbahn auf 4600 m Höhe in den peruanischen Anden (1958) sowie Messungen an vollständig höhenangepaßten Skilehrern. Zusammen mit den langfristigen Kontrolluntersuchungen ohne Klimawechsel standen Verlaufsbeobachtungen an 230 Personen zur Verfügung.

B. Die Versuchspersonen

Das Alter der meisten Patienten lag zwischen 18 und 49 Jahren, 10 Patienten waren zwischen 50 und 55, 4 zwischen 55 und 59 Jahre alt. Alle waren vor Antritt der Reise klinisch untersucht worden. Röntgenbefund der Thoraxorgane, BSG, Blutbild und Urinbefund, bei den meisten Patienten auch ein Extremitäten-EKG, lagen vor. Für alle Kranken war von der LVA Hamburg eine Kurverschickung zur Wiederherstellung oder Erhaltung der Arbeitsfähigkeit genehmigt. Ausgeschlossen wurden Patienten, deren Erkrankung eine medikamentöse oder streng diätetische Behandlung erfor-

Tabelle 1 Übersicht über die Versuchsreisen, Anzahl der Personen und der in regelmäßigem Turnus vorgenommenen Untersuchungen.

Heimatort	Verschickungsort	Datum	Anzahl d. Pers.	Anzahl d. Unters. pro Person	Davon Vorunters.	Davon Nachunters.	Bem.
Ruhrgebiet	Norderney (Nordsee)	März/April 1954	25	8	keine	keine	Kranke[1])
Hamburg	Borkum (Nordsee)	Mai/Juni 1955	28	12	2	2	Kranke
Hamburg	Schiffsreise Nordsee und Atlantik	Februar 1958	3	13	5	keine	Gesunde
Hamburg	Seefeld/Tirol (1200 m)	September 1954	26	12	2	2	Kranke
Hamburg	Igls/Tirol (900 m)	April/Mai 1956	19	12	2	2	Kranke[2])
Hamburg	Patscherkofel (2000 m)	April/Mai 1956	9	14	2	2	Kranke[2])
Innsbruck	Obergurgl/Tirol (2000 m)	März 1957	17	16	3	3	Studenten[3])
Hamburg	Obergurgl/Tirol (2000 m)	Febr./März 1959	20	20	6	keine	Studenten
Zusammen: Gesamtzahl der Untersuchungen:			147	1913	350	205	

[1]) Teilweise veröffentlicht: JUNGMANN (Medizin.-Meteorol. Hefte Nr. 10, 9/1955). [2]) Teilweise veröffentlicht: BALZAR, GABL, HALHUBER, HILDEBRANDT und JUNGMANN (Zschr. angew. Bäder-Klimahk. 4, 91/1957). [3]) Teilweise veröffentlicht: HALHUBER, JUNGMANN, HIERHOLZER und KRAUSS (Med. Klinik 53, 256/1958).

derte, da diese Therapie einen Einfluß auf die Meßergebnisse haben könnte. Folgende Beschwerden bzw. Erkrankungen waren Anlaß zur Verschickung:

1.	Sog. vegetative Dystonie ohne objektivierbaren organischen Befund	61
	Davon:	
	Periphere Kreislaufregulationsstörungen	23
	Beschwerden von seiten des Herzens	18
	Tetanoide Anfälle	3
	Nicht einzuordnen	17
2.	Hypertone Kreislaufregulationsstörungen	3
3.	Migräneanfälle	7
4.	Chronische Bronchitis	23
5.	Asthmatoide Bronchitis	6
6.	Chronische Sinusitis	4
7.	Hypochrome Anaemie	2
8.	Schilddrüsenüberfunktion	2
9.	Chronische Gastritis	2
	zusammen	110

Unter diesen Fällen befanden sich 3 Studenten (1 chron. Sinusitis frontalis, 2 hypertone Kreislaufregulationsstörungen), die in den Gruppen »gesunder« Versuchspersonen nachträglich diagnostiziert wurden.

Mit Ausnahme dieser 3 Personen standen alle seit Monaten in ärztlicher Behandlung, über die Hälfte war z. Z. der Abreise arbeitsunfähig. Sie kamen aus den verschiedensten Berufen (Arbeiter, Handwerker, Angestellte, Beamte, Hausfrauen) und zeigten alle mehr oder weniger deutliche vegetative Stigmata wie: leichte Ermüdbarkeit, Kopfschmerzen, Dyskardien, Schweißneigung, Herzklopfen, Atemnot bei Anstrengung, Schlafstörungen und Wetterfühligkeit. Trotz der bei dieser Art von Versuchspersonen zu erwartenden Schwierigkeiten in der Definition der Ergebnisse erweckte diese Auswahl besonderes Interesse, da aus Erfahrung angenommen werden konnte, daß diese Patienten stärker auf klimatische Einflüsse reagieren als Gesunde. Außerdem aber gilt gerade die Klimatherapie als besonders aussichtsreiche Behandlung bei solchen funktionellen Störungen, während sonst diese Beschwerden einer medikamentösen Therapie vielfach trotzen.

C. Die Versuchsbedingungen

Die Anpassung an fremde Klimate ist ein Prozeß, der außerordentlich langsam vor sich geht. Therapeutische Wirkungen werden meist erst in der 3. und 4. Woche deutlich, oft nach einer vorübergehenden Verschlechterung des Gesundheitszustandes, die von AMELUNG (3) als Klimakurreaktion bezeichnet wurde (JUNGMANN 98). Eine Verfolgung der Akklimatisation ist deshalb nur möglich, wenn die Untersuchungen völlig gleichförmig in möglichst kurzen Zeitabständen während der ganzen Zeit des Klimaaufenthaltes sowie vor der Abreise und nach der Rückkehr durchgeführt werden. Da in so langen Zeiträumen nicht nur das Klima, sondern auch veränderte Lebensgewohnheiten usw. wirksam werden können, muß den Versuchsbedingungen besondere Aufmerksamkeit geschenkt werden. PFLEIDERER und BÜTTNER (159) haben 1940 eine besonders strenge »Bedingungsanalyse« für solche Untersuchungen gefordert. Zu diesen Bedingungen gehören nicht nur die Umstände, unter denen die Untersuchungen selbst stattfinden, also die speziellen Untersuchungsbedingungen, sondern auch die Lebensweise während der ganzen wochenlangen Versuchsreise. Es erscheint deshalb notwendig, ausführlich auf diese Bedingungen einzugehen.

1. SPEZIELLE UNTERSUCHUNGSBEDINGUNGEN

Die Untersuchungsbedingungen glichen sich im Heimat- und Kurort. Da während der Kur die Wahl der Meßsituation keine Schwierigkeiten bereitete, bestimmten die Gegebenheiten am Heimatort die Bedingungen.

Im Untersuchungsraum wurde die Temperatur während der Messungen auf ± 2° konstant erhalten. Die Mitteltemperaturen betrugen 19 bis 20°, an Bord des Schiffes 23°. Die relative Feuchte war in Abhängigkeit vom Klima der entsprechenden Gegend unterschiedlich und betrug z. B. bei den Untersuchungen in 2000 m Höhe im Mittel 20%.

Für solche Längsschnittbeobachtungen sind die vielfach empfohlenen Grundumsatzbedingungen mit 2 wesentlichen Nachteilen behaftet: 1. Sie lassen sich ambulant kaum durchführen und 2. Sie geben im Idealfall wohl den Zustand des minimalen Stoffwechsels wieder, nicht aber den reaktiven Zustand, in dem der nicht im Bett liegende Mensch u. a. klimatische Einflüsse empfängt und beantwortet. Individuelle Unterschiede in den Lebensgewohnheiten wirken sich ebenfalls ungünstig aus. Während der Langschläfer noch müde und apathisch die Untersuchung über sich ergehen läßt, nimmt der Frühaufsteher schon regen Anteil an den gleichen Vorgängen. Aus diesen Überlegungen wurden GU-Bedingungen für die vorliegenden Untersuchungen abgelehnt.

Aus den Beobachtungen über den Einfluß der Tageszeiten (JORES 91, MENZEL 135, HILDEBRANDT 73) und Nahrungsaufnahme (JUNGMANN 93) auf den Menschen sowie aus den monatelangen Prüfungen der Schwankungsbreite einzelner Kreislauffaktoren (JUNGMANN 92) war hervorgegangen, daß die vergleichbarsten Werte vormittags zwischen 9 und 12 Uhr erhalten werden, wenn das Frühstück mindestens 1 Stunde zurückliegt und keine körperlichen Anstrengungen vorausgegangen sind. Sämtliche Untersuchungen der vorliegenden Meßreihen wurden deshalb in dieser Tageszeit durchgeführt, nachdem die Patienten 1/2 Stunde ruhig im Wartezimmer gesessen hatten. Die Liegezeit auf dem Untersuchungsbett wurde auf 8—10 Min. beschränkt, da sowohl die Beobachtungen von WEZLER, THAUER und GREVEN (211) als auch eigene Kontrollen gezeigt hatten, daß längeres Liegen zu Ungeduld oder aber zu Schläfrigkeit und damit zu funktionellen Veränderungen führen kann, wodurch die Vergleichbarkeit der Ergebnisse beeinträchtigt wird. Es muß auch bedacht werden, daß eine zu lange Liegezeit die Aufmerksamkeit des Patienten in starkem Maße auf die zu untersuchende Organfunktion konzentriert, z. B. den Herzschlag, so daß im Verlaufe der über Wochen regelmäßig wiederholten Prozedur autogene Beeinflussungen wirksam werden können. Aus dem gleichen Grunde wurden die Patienten nicht über den Zweck der Untersuchungen aufgeklärt. Besonders die Registrierung der Ruheatemfrequenz wird unmöglich, wenn die Probanden sich bewußt auf die Atmung konzentrieren. Diese »unwissentliche Versuchsanordnung« ließ sich bei den Kranken lückenlos durchführen. Lediglich die gesunden Studenten kannten das allgemeine Ziel der Untersuchungen, wurden aber erst nach Abschluß der Meßreihen über die Einzelheiten unterrichtet.

Abb. 1 zeigt, daß trotz dieser Voraussetzungen die erste Voruntersuchung durch Neugier, Aufregung und vielleicht auch Angst vor den Meßmethoden beeinflußt war. Besonders bei den nicht an ärztliche Handlungen gewöhnten Studenten übertrafen die Mittelwerte der Pulsfrequenz, des systo-

Abb. 1 ▶

Abnahme der durchschnittlichen Pulsfrequenz (Fr), des systolischen Blutdrucks (P_S), des elastischen Kreislaufwiderstandes (E′) und des Herzminutenvolumens (Vm) von der ersten zu der folgenden Voruntersuchung als Ausdruck der Gewöhnung an die Untersuchungsmethoden.

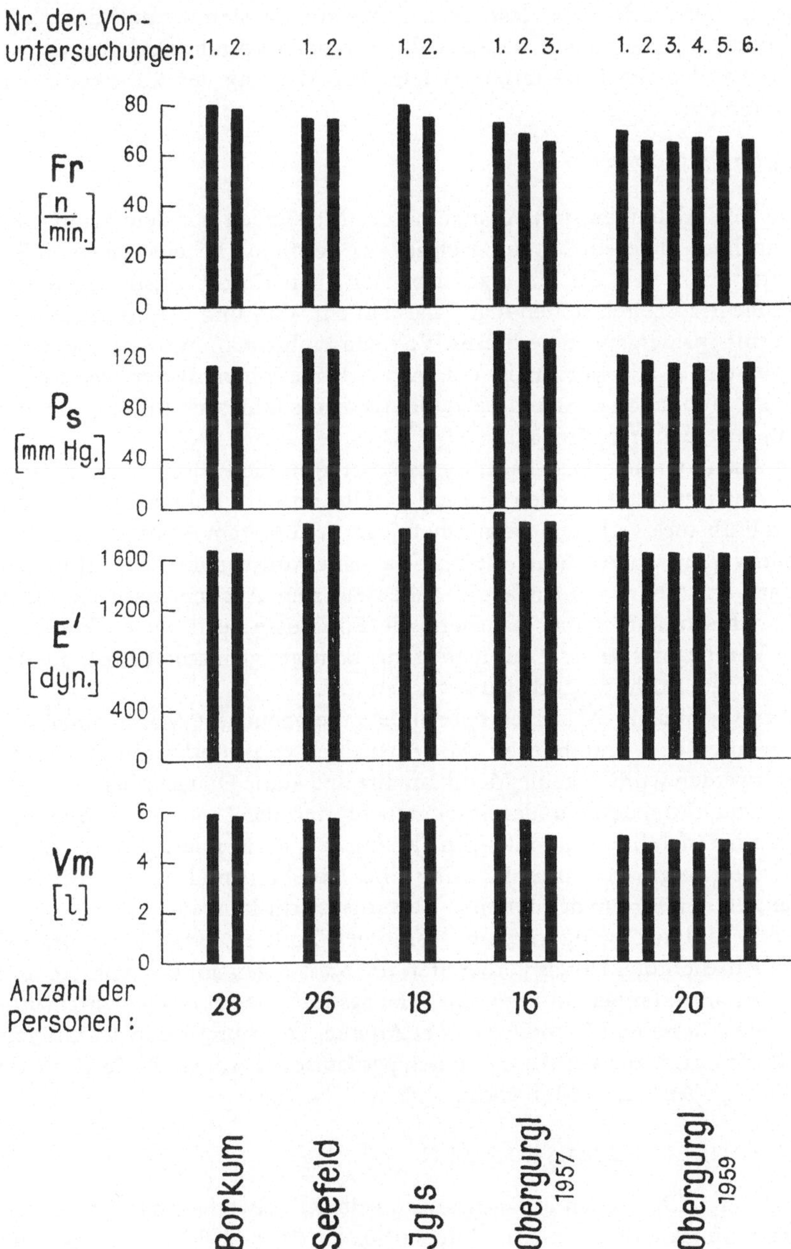
Nr. der Vor-
untersuchungen: 1. 2. 1. 2. 1. 2. 1. 2. 3. 1. 2. 3. 4. 5. 6.
Fr
[n/min.]
Ps
[mm Hg.]
E'
[dyn.]
Vm
[l]
Anzahl der
Personen:
28
26
18
16
20
Borkum
Seefeld
Jgls
Obergurgl
1957
Obergurgl
1959

lischen Blutdrucks, des elastischen Kreislaufwiderstandes und des Herzminutenvolumens die Mittelwerte der folgenden Voruntersuchungen. Stets wurden die Belastungstests nach der Messung der Ruhewerte vorgenommen.

2. LEBENSWEISE

Alle Versuchsreihen, mit Ausnahme der Messungen auf dem Schiff, verliefen nach gleichem Modus, welcher der normalen Lebensweise von Patienten entsprach, die auf ärztlichen Rat einen Kurort aufsuchen. Regelmäßige Mahlzeiten teilten den Tageslauf ein. Vor- und Nachmittage wurden mit Spaziergängen verbracht. Von den Probanden, mit Ausnahme der Studenten (s. u.), wurden in den Alpen keine schwierigeren Bergtouren unternommen; an der Nordsee verbot schon die Jahreszeit (März – April – Mai) ausgedehntere Seebäder.

Am Abend vor den Untersuchungen unterlagen die Patienten einer strengen Aufsicht und befanden sich um 23 Uhr im Bett. Bohnenkaffee wurde zum Frühstück verboten, desgleichen jeder Alkohol am Abend vorher. Ein Rauchverbot wurde nicht erlassen, da seine konsequente Durchführung nicht kontrolliert werden kann, außerdem aber Abstinenzerscheinungen (Gewichtszunahme!) bei Rauchern die Ergebnisse beeinflussen könnten. Die Verpflegung bestand am Kurort aus kräftiger gemischter Kost, die der Hamburger Küche möglichst angeglichen war.

Bäder, Gymnastik, Massagen oder andere therapeutische Maßnahmen wie Liegekuren o. ä. unterblieben. Mit Ausnahme von interkurrenten akuten Beschwerden wurden keine Medikamente und keine Diät gegeben.

Die zwei Gruppen gesunder Studenten führten das Leben des Erholungsreisenden im Winter mit mäßigen Skiübungen, einigen leichten bis mittelschweren Bergtouren unter Führung eines Skilehrers und fügten sich sonst ebenfalls den Regeln der übrigen »Versuchsverschickungen«.

Auf die Unterbringung waren in Norderney, Borkum, Seefeld, Igls und auf dem Patscherkofel Hotels vorbereitet; die Messungen auf der Nordsee und dem Atlantik fanden an Bord eines Hapagschiffes statt; in Obergurgl standen die Räume und Laboratorien der Alpinen Forschungsstelle der Universität Innsbruck zur Verfügung, in den peruanischen Anden das Instituto de la Biologia Andina in Morococha (4560 m ü. N. N.).

3. VERGLEICHSMESSUNGEN

Zum Vergleich mit den Beobachtungen beim Klimawechsel und im Verlauf der Akklimatisation konnten Untersuchungen über die Schwankungsbreite

von Blutdruck, Pulsfrequenz, Pulswellengeschwindigkeit, arterieller Grundschwingung, elastischem und peripherem Kreislaufwiderstand und dem nach WEZLER und BÖGER (210) sowie nach BRÖMSER und RANKE (17) berechneten Minutenvolumen des Herzens aus monate- bis jahrelangen Meßreihen an Gesunden am Heimatort herangezogen werden.
Zur Beurteilung der Versuche beim akuten Klimawechsel lagen Kontrolluntersuchungen über den Einfluß von Tageszeit, Nahrungsaufnahme und Nüchternheit auf den Kreislauf vor (JUNGMANN 93). Für die Überprüfung des Übungseffekts auf die Messung der Vitalkapazität wurden an 10 Personen am Heimatort täglich unter vergleichbaren Bedingungen Messungen vorgenommen. Das Ergebnis ist in Abb. 2 zusammengestellt. Weiterhin wurden über 4 Wochen tägliche Kreislaufmessungen an Gesunden ausgeführt, die aus den Alpen oder von der See vom Urlaub in ihr gewohntes Großstadtmilieu zurückgekehrt waren.

D. Die angewandten Meßmethoden

An 147 Personen konnten insgesamt 1913 mehr oder weniger vielseitige klinische Untersuchungen in regelmäßigen Wiederholungen durchgeführt werden, davon 350 vor Antritt der Reise, 1358 während des Klimaaufenthalts und 205 nach Rückkehr an den Heimatort. Diese gliedern sich in folgende Einzelmessungen:

Untersuchungsmethode	Verschickungsort	Anzahl der Messungen
1. Blutdruck-Doppelbestimmungen	alle Reisen	1913
2. Pulskurvenregistrierungen	alle Reisen	1913
3. Ruhe-Elektrokardiogramme[2])	Seefeld, Nordsee, Obergurgl	783
4. Kreislaufbelastungsproben[2])[3])	Seefeld, Igls, Patscherk., Obergurgl	1642
5. Reg. d. Ruhe-Atem-Frequenz[1])	Igls, Patscherk., Obergurgl	736

[1]) Gemeinsam mit G. HILDEBRANDT
[2]) Gemeinsam mit M. J. HALHUBER und G. HILDEBRANDT
[3]) Gemeinsam mit F. GABL

	Untersuchungsmethode	Verschickungs-ort	Anzahl der Messungen
6.	Best. d. Vitalkapazität	Igls, Patscherk., Obergurgl, Nordsee	1047
7.	Best. d. max. Exspirationsgeschw.[1])	Igls, Patscherkofel Obergurgl	1008
8.	Best. d. Flimmerverschmelz. Gr.[1])	Igls, Patscherkofel	249
9.	Reaktionszeitmessungen	Obergurgl	200
10.	Körpergewichtsbestimmungen[1])	Igls, Patscherkofel Obergurgl	364
11.	Eisenresorptionstests[3])[2])	Igls, Patscherkofel	22
12.	Bestimmung der PORTER-SILBER-Chromogene im Harn[3])[2])	Obergurgl	80

Nicht in dieser Aufstellung berücksichtigt wurden die klinischen Routineuntersuchungen zur Diagnosestellung vor Antritt der Reise und die Überprüfungen des Gesundheitszustandes nach der Rückkehr sowie die Untersuchungen beim akuten Höhenwechsel.

Die verwendeten Apparate wurden auf allen Reisen mitgeführt, so daß die Messungen an ein und demselben Patienten mit dem *gleichen* Gerät ausgeführt werden konnten.

1. KREISLAUF

a) Gemessene Ruhewerte

Der *Blutdruck* wurde auskultatorisch zweimal am Oberarm gemessen. Die *Pulsfrequenz* ergab sich entweder aus den Pulskurven (s. u.) oder aus dem Elektrokardiogramm. In Igls, auf dem Patscherkofel und in Obergurgl konnte außerdem die Ruhepulsfrequenz über 2 Minuten fortlaufend am Unterschenkel oder Oberarm mit dem Oscillographen nach GESENIUS und KELLER registriert werden.

Pulskurvenregistrierungen erfolgten auf vier Reisen mit dem optischen

[1]) Gemeinsam mit G. HILDEBRANDT

[2]) Gemeinsam mit M. J. HALHUBER und G. HILDEBRANDT

[3]) Gemeinsam mit F. GABL

Transmissionssphygmographen nach O. FRANK an der nicht entkleideten Versuchsperson, auf dem Schiff und in Obergurgl 1957 und 1959 mit piezoelektrischen Pulsfühlern der Atlaswerke in Kombination mit einem 4kanaligen Elektrokardiographen der Firma Technomed. Die Abklingzeitkonstante des gesamten Systems in situ betrug 2 Sekunden. Der Film lief mindestens 100 mm/sec, z. T. 110 und 120 mm/sec.

Aus den Pulskurven ließen sich folgende Meßwerte entnehmen:

Pulswellengeschwindigkeit im Rumpf (Pwg)
Dauer der arteriellen Grundschwingung (T)
Austreibungszeit (S)
Diastolendauer (D).

Einzelheiten über Pulsregistrierung und ihre Auswertung finden sich bei WEZLER und BÖGER (207), JUNGMANN (92) sowie GADERMANN und JUNGMANN (45).

Die Herzstromkurve wurde in den drei Extremitätenableitungen registriert. In Obergurgl und auf dem Schiff konnte außerdem gleichzeitig mit den Pulskurven die Ableitung II mitgeschrieben werden.

b) Berechnete Ruhewerte

Aus der Pulswellengeschwindigkeit im Rumpf und der arteriellen Grundschwingung wurde der *elastische Kreislaufwiderstand E'* ausschließlich nach der Formel nach WEZLER und BÖGER (210) berechnet:

$$E' = \frac{1{,}06 \cdot Pwg \cdot 4}{Q \cdot T_{fem}}$$

davon ist 1,06 der Dichte-Faktor des Blutes (WEZLER und BÖGER 210), Q der Aortenquerschnitt, entnommen aus den Tabellen von SUTER (197). Die Meßgrößen dieses E': Pwg und T_{fem} sind Gefäßfaktoren. Im Gegensatz zu dieser Formel enthält der nach BRÖMSER und RANKE (16, 17) berechnete elastische Widerstand

$$E' = \frac{1{,}06 \cdot Pwg \cdot 2}{Q \cdot S}$$

in der Systolendauer S (Austreibungszeit) einen Herzfaktor, der sich unabhängig vom Tonus der Arterien ändern kann.

Das Schlagvolumen ergibt sich nach der Formel von BRÖMSER und RANKE (16) als

$$V_s = \frac{\Delta p \cdot S \cdot Q \cdot T}{2 \cdot 1{,}06 \cdot D \cdot Pwg}$$

nach der Formel von WEZLER und BÖGER (210) als

$$V_s = \frac{\Delta p \cdot T_{fem} \cdot Q}{2 \cdot 1{,}06 \cdot Pwg}$$

Nach unseren Erfahrungen geben beide Formeln die relativen Änderungen des Schlagvolumens gleich gut wieder. Die Absolutwerte liegen bei jungen Leuten nach WEZLER und BÖGER (210) etwas höher, bei älteren Personen etwas niedriger als die nach BRÖMSER und RANKE (16) berechneten Schlagvolumina. Über ihre absolute Richtigkeit ist viel diskutiert worden (Zusammenstellungen bei WEZLER 209; RANKE 163).

In letzter Zeit führten SCHMID und REUBI (120) Messungen nacheinander mit der WEZLERschen Methode und dem Herzkatheter (FICKsches Prinzip) durch und fanden beim Katheterismus wesentlich höhere Werte als mit der unblutigen Methode. EMMRICH, STEIN, KLEPZIG, MUSHOFF und REINDELL (36) wiederholten diese Untersuchungen und konnten zeigen, daß die von SCHMID und REUBI (120) gefundenen Differenzen im wesentlichen durch den Katheterismus selbst bedingt waren. Während der Kathetereinführung stieg das Schlagvolumen im Mittel um 27% an, das Minutenvolumen um 44%, die gleichzeitig vorgenommene Bestimmung anhand der Pulskurven ergab sowohl im Mittel als auch in der Streuung gut übereinstimmende Werte. Zu ähnlichen Ergebnissen kamen auch HAUCH und DANNEEL (68).

In der vorliegenden Meßreihe wurde die Berechnung von Schlag- und Minutenvolumen regelmäßig durchgeführt, ihr jedoch weniger Gewicht als der Bestimmung der direkt erfaßbaren Kreislaufgrößen beigemessen, da ihr einmal durch Benutzung der auskultatorisch gewonnenen Blutdruckamplitude ein relativ großer methodischer Fehler anhaftet, außerdem aber jahrelange Kontrollmessungen an immer den gleichen Versuchspersonen gezeigt hatten, daß Schlag- und Minutenvolumen auch unter vergleichbaren Untersuchungsbedingungen von Tag zu Tag einer ziemlich großen Interaktionsstreuung unterworfen sind. Diese muß beim Gesunden mit ± 12% bis ± 15% angesetzt werden (JUNGMANN 92). Nur für kurzfristige Belastungsversuche erscheint die Minutenvolumenberechnung als ein gutes Maß für die Größe der reaktiven Kreislaufumstellung. Kontrolluntersuchungen zeigten zwischen 9 und 17 Uhr eine Streuung von ± 8 bis ± 12% (JUNGMANN 92).

Für den *peripheren Kreislaufwiderstand W*, der sich als

$$W = \frac{Pm}{i} = \frac{Pm \cdot \tau}{Vs}$$

(τ = Pulsdauer)
(i = Sekundenvolumen)
(Pm = arterieller Mitteldruck)

berechnet, gelten die gleichen Bedenken hinsichtlich des Absolutwertes und des Meßfehlers wie für das Schlag- und Minutenvolumen.

Nicht berechnet wurde der sogenannte Dämpfungsfaktor,

$$\text{Dämpfungsfaktor} = \frac{E'}{W}$$

dem viele Autoren größere Bedeutung zulegen. Wird die Formel von WEZLER und BÖGER (210) zugrunde gelegt, so ergibt sich

$$\frac{E'}{W} = \frac{E' \cdot 2 \cdot \Delta P}{Pm \cdot \tau \cdot E'} = \frac{2 \cdot \Delta P}{Pm \cdot \tau}$$

d. h., alle Meßwerte, die die Elastizität der Arterien direkt widerspiegeln, kürzen sich weg.

Nach den Formeln von BRÖMSER und RANKE (16, 17) ergibt sich ebenfalls ein Quotient, der keinen direkten Meßwert der Arterienelastizität mehr enthält.

$$\frac{E'}{W} = \frac{2 \cdot 1{,}06 \cdot Pwg \cdot \Delta P \cdot S \cdot Q \cdot \tau}{Q \cdot S \cdot Pm \cdot \tau \cdot 2 \cdot 1{,}06 \cdot Pwg \cdot D} = \frac{\Delta P}{Pm \cdot D}$$

c) Belastungsproben

Stehversuch. Nach den Messungen im Liegen wurden Pulsfrequenzen und Blutdruck, auf einigen Reisen auch das EKG beim zwanglosen ruhigen Stehen über 3 Minuten registriert. Dabei geschah die Registrierung der Pulsfrequenz fortlaufend mit dem Gerät von GESENIUS und KELLER am Oberarm oder Unterschenkel, die Blutdruckmessung in feststehenden Abständen von $^1/_2$, 1–$1^1/_2$ und 3 Minuten nach dem Lagewechsel, die Registrierung der Herzstromkurve ebenfalls in diesen Abständen.

Sauerstoffmangelversuch. Dem liegenden Probanden wurde durch eine Atemmaske Außenluft zugeführt und dabei Blutdruck gemessen, EKG und Pulskurven registriert. Danach wurde für 3 Minuten ein Gemisch von O_2 in N_2, entsprechend einer Nennhöhe von 6200 m, aus einem Narkosegerät (Romulus) der Firma DRAEGER, Lübeck, durch die Atemmaske geleitet und gegen Ende der dritten Minute die gleichen Messungen ausgeführt. Anschließend Außenluftatmung und 3 Minuten später Wiederholung der gleichen Kreislaufmessungen.

Belastung durch Kniebeugen. Das Extremitäten-EKG wurde im Liegen, im Stehen und nach 25 Kniebeugen wieder im Liegen registriert.

Preßdruckprobe nach Bürger. Der liegende Proband mußte nach tiefer Inspiration 20 sec lang gegen einen Druck von 40 mm Quecksilber anpressen. Vor, während und 1 Minute nach dem Preßdruck wurde das Extremitäten-EKG geschrieben.

2. ATMUNG

a) Gemessene Ruhewerte

Die *Ruheatemfrequenz* wurde ohne Wissen des Probanden durch eine um den Bauch gelegte und auf einen Druck von etwa 12 mm Hg aufgeblasene Manschette über zwei Minuten im Liegen nach dem von Hildebrandt vorgeschlagenen Verfahren mit dem Oscillographen von Gesenius & Keller gleichzeitig mit der Pulsfrequenz registriert.

b) Belastungsproben

Die Vitalkapazität (VK) als maximal mögliches Exspirationsvolumen wurde zu jedem Termin mehrmals bestimmt. Der Leistungswille der Probanden konnte durch eine Art von Wettbewerb über die ganze Meßreihe hin lebendig gehalten werden. Gewertet wurde der höchste erreichte Wert jedes Termins. Verschiedene Stichproben unter veränderten Bedingungen zeigten, daß die erzielten Ergebnisse tatsächlich Maximalwerte der einzelnen Personen waren und auch durch größte Anstrengung nicht mehr gesteigert werden konnten. Als Vergleich dienten tägliche Kontrollmessungen an 10 gesunden Personen über anderthalb Monate am Heimatort (Abb 2).
Die maximale Exspirationsstromstärke (Atemstoß) wurde mit dem Pneumometer nach Hildebrandt bestimmt. Durch eine Maximalanzeige gibt das Instrument die während einer forcierten Ausatmung erreichte maximale Luftstromstärke in Liter/sec an. Bezüglich des Eifers der Probanden gilt das gleiche wie für die Vitalkapazität.
Im *Stehversuch* wurde parallel zur Pulsregistrierung die Atemfrequenz fortlaufend über drei Minuten nach dem Lagewechsel registriert.

3. SINNESORGANE UND MOTORISCHES NERVENSYSTEM

Die *Flimmergrenze* (FG) und die Verschmelzungsgrenze (VG) wurde mit dem transportablen Gerät nach v. Bracken und Mühlfeld gemessen. Nach 15 Minuten Dunkelaufenthalt erfolgte die Messung im Sitzen mit einem Augenabstand von 1 m von der Leuchtfläche, wobei der Kopf durch Anlehnen fixiert war. Je 5mal wurde die Untersuchung bei 50 apostilb

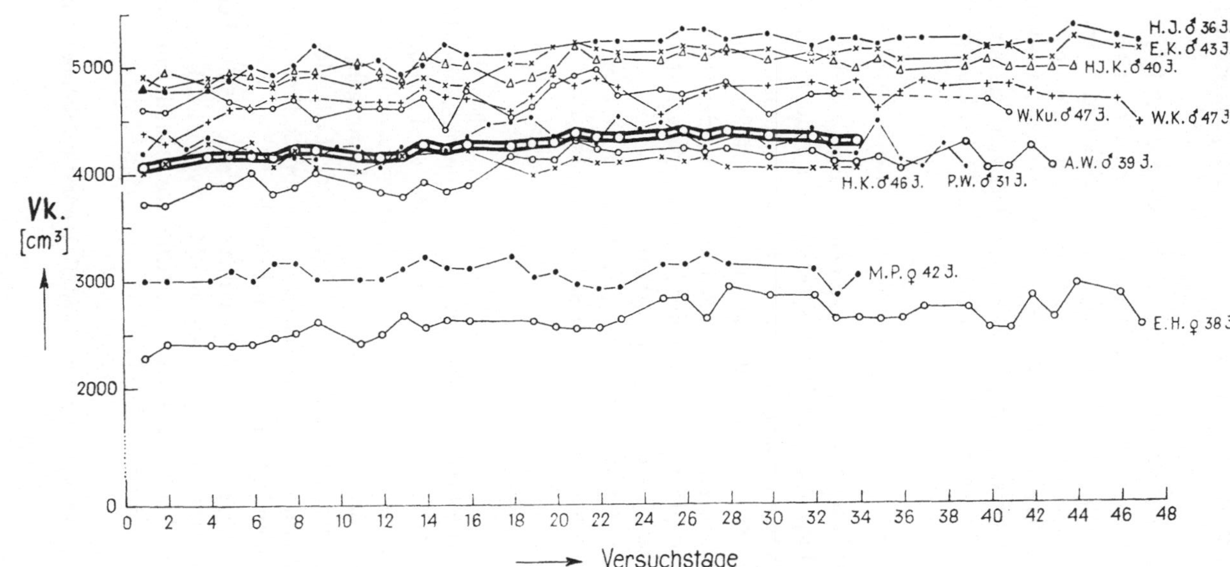

Abb. 2 Tägliche Maximalwerte der Vitalkapazität von 10 berufstätigen Versuchspersonen.
Bei gutwilligen Versuchspersonen sind die täglichen Maximalwerte der Vitalkapazität (Vk) individuell sehr konstant. Ein leichter Übungseffekt hebt den Mittelwert (dicke Linie) im Verlauf von 14 Tagen von 4100 ccm auf 4300 ccm.

Leuchtdichte durchgeführt und der Mittelwert in die Ergebnisse aufgenommen.

Zur *Reaktionszeitmessung* wurde die Latenzzeit zwischen einem Hörsignal (Startschuß) und einer vorgeschriebenen Armbewegung ausgewertet. Das Signal schloß einen Stromkreis und gab dadurch einen elektrischen Impuls auf einen Kanal eines Elektrokardiographen, das Auftreten der ersten Muskelaktionsströme im Oberarm wurde als Beginn der geforderten Armbewegung vom gleichen Registriersystem aufgezeichnet. Der zeitliche Abstand zwischen Signal und Aktionsstrom diente als Maß für die Reaktionszeit*).

4. STOFFWECHSEL

Für den *Eisenresorptionstest* wurde der Serumeisenspiegel vor und vier Stunden nach Einnahme von acht Dragees Ferronicum Sandoz, entsprechend 176 mg Ferro-Eisen mit dem BECKMANN-DU-Spektrofotometer nach der von SCHEIBL und SAFFER (178) modifizierten HEILMEYER-PLÖTNERschen Methode bestimmt. Gleichzeitig wurde eine Zählung der Erythrozyten und eine Messung der Hämoglobinwerte nach der Oxy-Haemoglobin-Methode am Medico-Kolorimeter (GIBSON-Filter) ausgeführt.

Körpergewichtsbestimmungen fanden morgens nüchtern mit entleerter Blase statt. Für jede Meßreihe wurde stets dieselbe Waage benutzt.

5. ENDOKRINES SYSTEM

Die Messung der *Ausscheidung von* PORTER-SILBER-*Chromogenen* (PSC) wurde im 12-Stunden-Harn der Nacht zwischen 20 und 8 Uhr vorgenommen. Benutzt wurde die von R. H. SILBER und C. C. PORTER in »Methods of Biochemical Analysis«, Band 4, Seite 139 bis 169 (1957), angegebene Methode. Die Laboratoriumsarbeiten überwachte F. GABL, der Leiter des klinischen Labors der Medizinischen Universitätsklinik Innsbruck. Einzelheiten werden von F. GABL an anderer Stelle veröffentlicht**).

Die Messung der Ausscheidung von Steroiden mit Dioxyaceton-Seitenkette mit Hilfe der PORTER-SILBER-Methode, als deren Hauptvertreter das Cortisol und einige seiner Abbauprodukte zu betrachten sind, stellt ein gutes Maß für die Nebennierenrinden-Aktivität dar.

---

*) Diese Untersuchungen wurden von cand. med. R. FERDINI im Rahmen einer Dissertation ausgeführt.

**) Wien. Ztschr. Inn. Med. 1962

E. Die Erfassung des subjektiven Befindens

Großer Wert wurde auf die Beachtung der Beschwerden, des subjektiven Befindens, der Schlafgüte, Stimmung usw. der einzelnen Patienten gelegt. Eine objektive Erfassung dieser Phänomene ist unmöglich. Andererseits enthalten solche Angaben mit die wichtigsten Hinweise für klinische Verlaufsbeobachtungen wie auch für die klinische Diagnostik. Bei den Versuchsreisen mit Kranken wurde zu diesem Zweck eine tägliche Sprechstunde eingerichtet und die Angaben der Patienten über ihr Befinden protokolliert. Der ständige Kontakt mit den Kranken während des Klimaaufenthalts erleichterte eine Kontrolle dieser Angaben und eine Erfassung möglichst aller vom Patienten wahrgenommenen Befindensänderungen. Bei den Studenten wurde ein anderer Weg eingeschlagen: Jeder Proband mußte täglich eine Art Tagebuch mit vorgeschriebenen Fragen ausfüllen und durch zusätzliche Bemerkungen ergänzen.

F. Nachkontrollen

Um Anhaltspunkte über den Gesundheitszustand und seine Veränderungen nach Abschluß des Klimaaufenthaltes und der Meßreihe zu gewinnen, wurden anfangs Fragebogen an die betreffenden Probanden verschickt. Weitaus erfolgreicher erwies sich der persönliche Kontakt mit den Hausärzten, die fast ohne Ausnahme in entgegenkommender Weise Auskunft über den Gesundheitszustand, die Arbeitsfähigkeit und evtl. neu aufgetretene Erkrankungen gaben. Solche Nachkontrollen ließen sich bis zu einem Jahr nach der Rückkehr vornehmen. Bei den gesunden Studenten konnte nach Abschluß der Meßreihe nur die Fragebogenmethode angewandt werden.

III. Ergebnisse

A. Der Übergang in ein fremdes Klima

ALLGEMEINE VORBEMERKUNGEN

Der aus seiner gewohnten Umgebung in ein fremdes Klima reisende Mensch erfährt nicht nur eine Änderung der klimatischen Faktoren. Die Anstrengung der meist langen Reise, die Erwartung des Reiseziels, das sog. Reisefieber und die unvermeidliche Aufregung bei der Ankunft beeinflussen den Patienten. Die Reisedauer ist unterschiedlich. Dadurch wird eine lückenlose Untersuchung erschwert. Übersichtliche Verhältnisse finden sich nur beim Höhenwechsel, wobei die Patienten bzw. Versuchspersonen ohne körperliche Anstrengung in wenigen Minuten bis Stunden aus dem Talniveau in die Klimaregion der Berggipfel von 2000 bis 4600 m gefahren werden. Schon während der Fahrt, spätestens nach Ankunft in der Höhe, können die Messungen fortgesetzt werden. Untersuchungen des Höhenwechsels mit Hilfe von Bergbahnen sind zwar besonders aus der Schweiz, Österreich und den südamerikanischen Anden bekannt, fast nie wurden jedoch die ersten Stunden nach der Ankunft in der Höhe in die Meßreihen einbezogen, obwohl vielfach behauptet wird, daß gerade beim Höhenwechsel selbst stärkere subjektive Beschwerden auftreten. Zusammen mit E. Haus (70) konnten eine Reihe von Messungen an deutschen und österreichischen Bergbahnen und mit M. Zubiate (unveröffentlicht) in den Anden durchgeführt werden, die hier kurz als Beispiel für die primäre Reaktion auf den (Höhen-) Klimawechsel diskutiert werden sollen.

1. DIE ERSTEN STUNDEN IN 2000–4600 m HÖHE

Gesunde Versuchspersonen zeigten fast ohne Ausnahme unmittelbar nach der Ankunft im Gipfelniveau eine Bradycardie und ein vermindertes Ruhe-Minutenvolumen des Herzens. In Abb. 3 sind die Meßwerte der Minutenvolumina von 28 Gesunden über der Zeit aufgetragen. Die initiale Abnahme des Vm betrug im Durchschnitt 15%. Der Blutdruck zeigte in unseren Messungen keine sichere Veränderung, die Pulswellengeschwindigkeit im Rumpf und der Tonus der Arterien (E') waren in den meisten Fällen

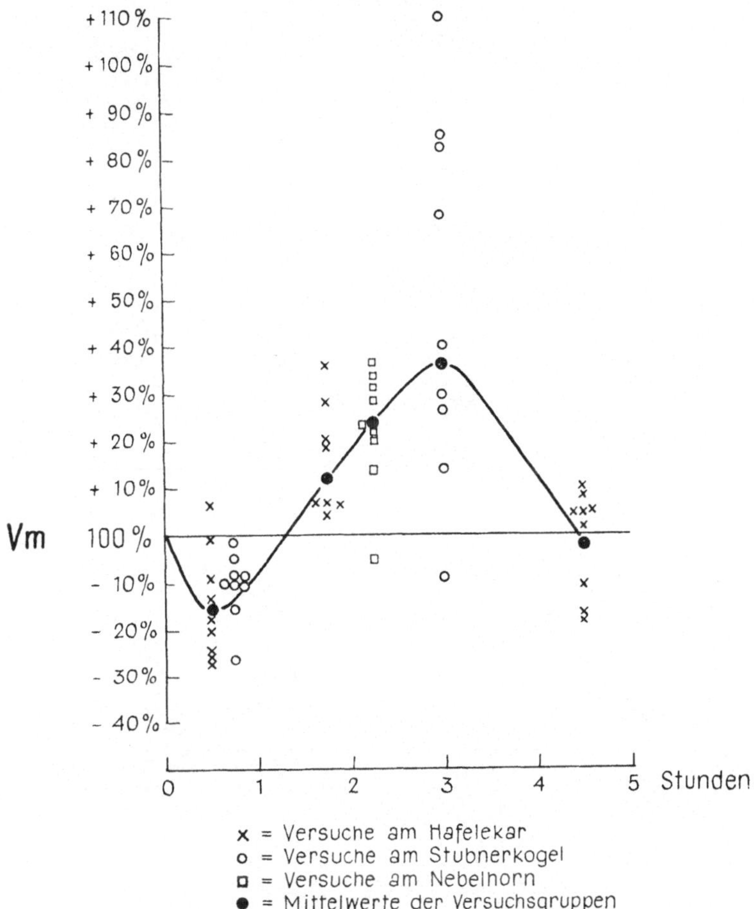

Abb. 3
Die zweiphasischen Veränderungen des Herzminutenvolumens (Vm) in Prozent vom Ausgangswert nach dem Übergang aus dem Tal (600 bis 900 m) auf Höhen von 1900 bis 2300 m. Die Einzelwerte wurden über dem mittleren zeitlichen Termin nach Ankunft in der Höhe aufgetragen. Die ausgezogene Linie verbindet die Gruppenmittelwerte, ebenfalls ausgedrückt in Prozent, vom mittleren Ausgangswert.

leicht erhöht. Der periphere Widerstand wurde deutlich erhöht berechnet. Insgesamt entsprach die erste Veränderung einer Tendenz zur »vagotonen Kreislaufeinstellung« von WEZLER (208). Dies war insofern uner-

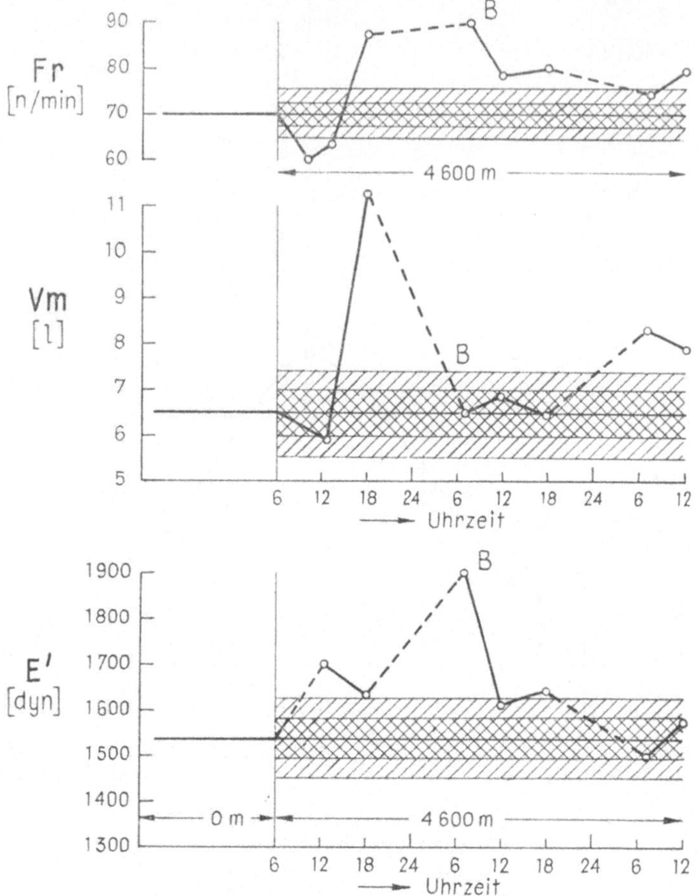

Abb. 4
Die Veränderungen von Pulsfrequenz (Fr), Herzminutenvolumen (Vm) und elastischem Kreislaufwiderstand (E') nach der Fahrt von Lima (etwa Meereshöhe) in 4 Stunden nach Morococha (4600 m) in den peruanischen Anden. (Vp. J., 37 J.). Einfach und zweifach schraffiert ist die einfache und doppelte Streuung aus 6 Voruntersuchungen in Meereshöhe.
Bei »B« bestanden deutliche Syptome der Bergkrankheit.

wartet, als bisher angenommen wurde, daß in der Höhe eine sympathicotone (GRANDJEAN 56) bzw. amphotone Kreislaufeinstellung auftritt. Aber selbst bei der Fahrt mit der Eisenbahn in 4 Stunden von Meereshöhe auf

4600 m (Morococha) in den Anden fanden sich eindeutig erniedrigte Pulsfrequenzen und Ruheminutenvolumina (Abb. 4), die bei einer Vp, welche sich vorher monatelang in Meereshöhe aufgehalten hatte und von der mehrfache Voruntersuchungen vorlagen, die doppelte quadratische Abweichung der Tieflandwerte unterschritt*). Das subjektive Befinden war besonders in Höhen über 3000 m zu diesem Termin durch Müdigkeit und Abgeschlagenheit gekennzeichnet. Die Reisenden in der Eisenbahn von Lima zum Ticliopaß (4800 m) gähnten auffallend oft; viele saßen mit geschlossenen Augen und vergaßen das Photographieren, die Unterhaltung in den Abteilen hörte fast vollständig auf.

Wird in dieser Phase eine körperliche Anstrengung gefordert, tritt eine gewisse Kollapsneigung zutage. Bei disponierten Menschen wird diese schon in geringeren Höhen manifest.

R. S., männlich, 40 Jahre alt, gesund, geübter und trainierter Sportler (»Vagotoniker«) aus Hannover, unternahm unmittelbar nach seiner Ankunft in Garmisch eine Bergbahnfahrt auf das Kreuzeck (1600 m) und fuhr sofort mit Skiern ab. Kurz unterhalb der Bergstation trat ein Kollaps ein mit Bradycardie von 50/min, Hypotonie von 90/60 mm Hg und Übelkeit. Keinerlei Verletzung. Die Erscheinungen verschwanden nach etwa einer halben Stunde ohne Nachwirkungen. Während der anschließenden 14tägigen Bergtour wurden keine ähnlichen Beschwerden mehr beobachtet.

Eine besonders starke initiale »vagotone« Kreislaufeinstellung wurde bei Patienten mit hypotonen Kreislaufregulationsstörungen beobachtet (Haus und Jungmann 70), begleitet von dem Gefühl der Schwäche und Hinfälligkeit. Auch Hypothyreosen zeigten eine gut ausgeprägte vagotone Initialphase, ohne jedoch subjektiv belästigt zu sein. Gering war diese »Primärreaktion« (Hittmair 79) bei älteren Leuten. Schon erfahrungsgemäß reagieren alte Menschen schwächer auf den Höhenwechsel als junge. Aus Unterdruckkammerversuchen geht hervor, daß Personen von über 35 Jahren höhenfester sind als Menschen zwischen 18 und 30 Jahren (Ruff 170). Auch beim höhengewohnten Personal der Bergbahnen wurde diese vagotone Kreislaufeinstellung vermißt (Haus und Jungmann 70).

Bisher gelang es auch in eigenen, die Bergfahrt zeitlich und höhenmäßig imitierenden Unterdruckkammerversuchen nicht, diese erste vagotone Phase allein durch Unterdruck zu provozieren. Es muß deshalb angenommen werden, daß der abnehmende Luftdruck nicht die alleinige Ursache ist (Haus und Jungmann 69).

*) Penaloza berichtete 1958, daß sich in 4600 m die bekannte Höhentachykardie erst vier bis acht Stunden nach der Auffahrt entwickelte, ging aber nicht näher auf diese Beobachtung ein (Am. Heart J. 56, 493/1958).

Schon nach etwa 1 Stunde Aufenthalt in 2000 m Höhe, in 4600 m nach 3 bis 4 Stunden, entwickelte sich ein fast entgegengesetztes Kreislaufbild, gekennzeichnet durch Tachycardie, Zunahme des Ruheminutenvolumens und Abnahme des peripheren Kreislaufwiderstandes bei immer noch erhöhtem Tonus der großen Arterien. Der Blutdruck Gesunder zeigte zu diesem Termin in 2000 m eine – allerdings nicht signifikante – Erhöhung mit Vergrößerung der Amplitude. In 4600 m Höhe wurden bei Gesunden Anstiege von 120 auf 155 mm Hg systolisch gemessen. Diese 2. Phase entsprach in allen Einzelheiten der von v. MURALT und Mitarbeitern (145) in 3500 m Höhe ausführlich untersuchten »Amphotonie«. Besonders markant trat sie in 4600 m in Erscheinung (Abb. 4). Subjektiv war sie durch eine gewisse Euphorie (Höhenrausch), Schlaflosigkeit, Unruhe, bzw. Nervosität bei körperlicher Leistungsminderung gekennzeichnet.

Einige Krankheitsgruppen zeigten besonders starke Reaktionen. Zu diesen gehörten hypertone Kreislaufregulationsstörungen und besonders Patienten mit Schilddrüsenüberfunktion.

G. B., weiblich, 38 Jahre alt, Hyperthyreose mit einem Grundumsatz von +60%. Eine Stunde nach Auffahrt zum Hafelekar (2300 m) klagte sie über Angstgefühl, Atemnot und starkes Herzklopfen. Vermehrter Tremor der Finger, Tachycardie von 95/min. Das Vm war im Liegen von 11 auf 14 l/min gestiegen. Der Blutdruck betrug 140/50 mm Hg. Bei Bettruhe ließen die Beschwerden nur wenig nach. Zwei Stunden später betrug die Pulsfrequenz 102/min, der Blutdruck 155/50 mm Hg und das Herzminutenvolumen 15,7 l. Nach der Talfahrt berichtete die Patientin über auffallende Müdigkeit und langen, tiefen Schlaf in der folgenden Nacht.

Auch bei Patienten mit Herzklappenfehlern traten in dieser Phase häufig Beschwerden auf. In Abhängigkeit von der Schwere des Vitiums kann es zu akuten Störungen kommen.

R. L., 23jährige Patientin mit Mitralstenose, die drei Jahre vorher valvulotomiert worden war, ohne schwerere Dekompensationszeichen. Zwei bis drei Stunden nach der Auffahrt von Innsbruck auf den Patscherkofel (2000 m) mit der Bergbahn entwickelte sich ein akutes Lungenödem, das trotz sofortiger Talfahrt und Einlieferung in die Innsbrucker Klinik etwa vier Stunden später zum Exitus führte. Die Obduktion ergab eine bis auf Kleinfingerkuppenweite restenosierte Mitralis (HALHUBER, pers. Mitteilung).

2. DIE ERSTEN TAGE IN 2000–4600 m HÖHE

Von der amphotonen Kreislaufeinstellung verschwand zuerst die Minutenvolumensteigerung. In 2000 m Höhe war sie nach 4 Stunden schon nicht mehr sicher nachzuweisen. Selbst die aus Hamburg kommenden Studenten zeigten 16 Stunden nach der Ankunft in 2000 m Höhe bei noch gering ge-

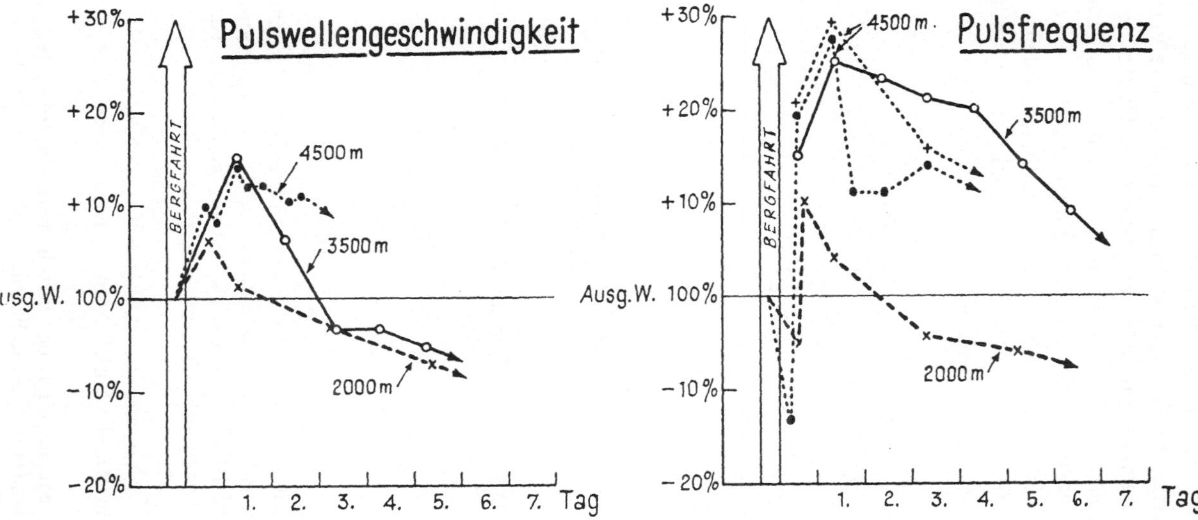

Abb. 5
Dauer und Ausmaß der durchschnittlichen Zunahme von Pulswellengeschwindigkeit und Pulsfrequenz beim Übergang in verschiedene Höhen, zusammengestellt nach Messungen von Wiesinger und Abbühl auf dem Jungfraujoch (3500 m) und eigenen Untersuchungen in 2000 m und 4500 m.

steigerter Frequenz keine Zunahme des Minutenvolumens. Am längsten blieb die Erhöhung des Arterien-Tonus erhalten (E'). Eine genaue Verfolgung der Kreislaufänderungen in den ersten 24 Stunden des Höhenaufenthaltes ist jedoch nicht möglich, da, abgesehen von versuchstechnischen Schwierigkeiten, Interferenzen mit dem Tagesrhythmus auftreten, die eine Deutung erschweren. Nach 20 Stunden Höhenaufenthalt fanden sich gegenüber den Vorwerten meist etwas erniedrigte Ruheminutenvolumina,

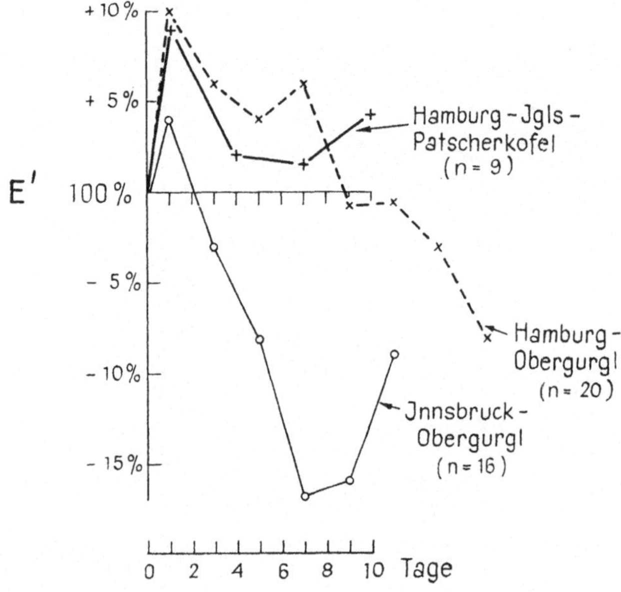

Abb. 6
Dauer und Ausmaß der initialen Erhöhung des elastischen Kreislaufwiderstandes (E') beim Übergang aus unterschiedlichen Klimaten in 2000 m Höhe. Je größer der klimatische Unterschied ist, desto markanter ist die anfängliche Tonussteigerung ausgeprägt (n = Anzahl der Personen).

▶

Abb. 7 Veränderungen von Kreislauf und Atmung während des Höhenaufenthaltes in 2000 m.
Die Mittelwerte der Pulsfrequenz (Fr_p), des systolischen Blutdrucks (P_s), des elastischen Kreislaufwiderstandes (E'), des Ruheminutenvolumens (Vm) und der Atemfrequenz (Fr A) von 16 bzw. 20 Vp's vor, während und nach dem drei- bis vierwöchigen Aufenthalt in 2000 m Höhe.

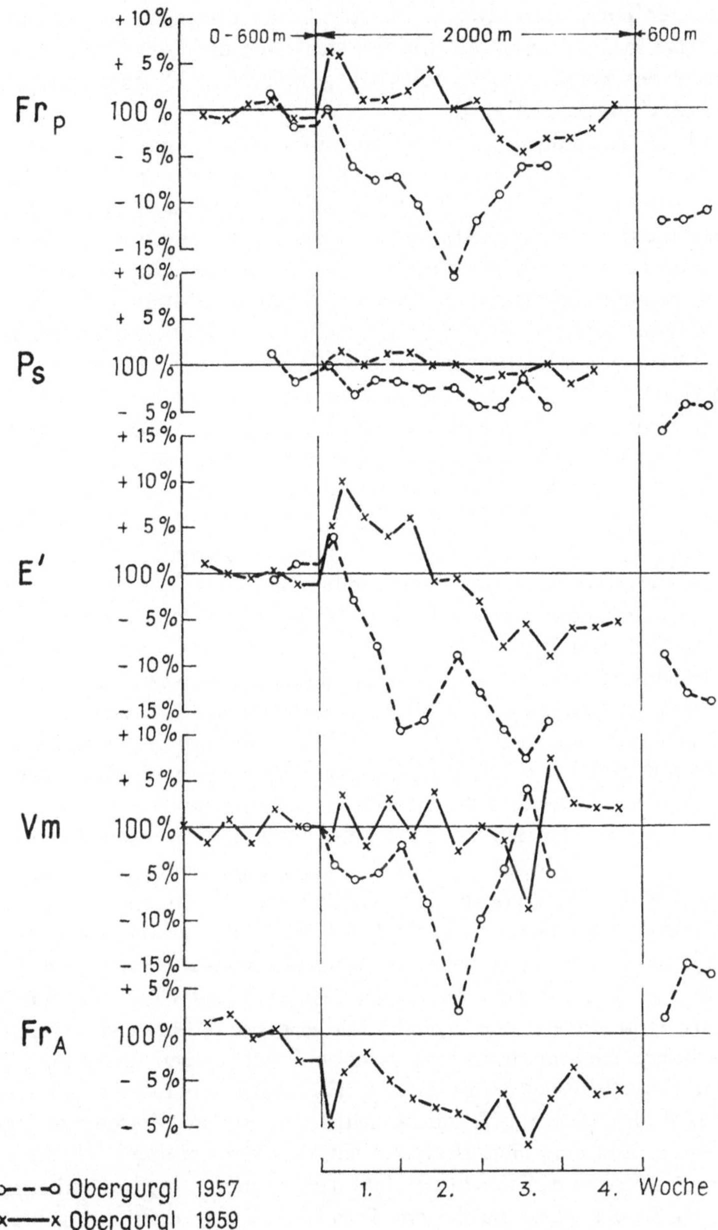

+ 10 %
0 - 600 m
2000 m
600 m
+ 5 %
Fr$_p$
100 %
- 5 %
- 10 %
- 15 %
+ 10 %
+ 5 %
P$_s$
100 %
- 5 %
+ 15 %
+ 10 %
+ 5 %
E'
100 %
- 5 %
- 10 %
- 15 %
+ 10 %
+ 5 %
Vm
100 %
- 5 %
- 10 %
- 15 %
+ 5 %
Fr$_A$
100 %
- 5 %
- 5 %
1.
2.
3.
4.
Woche
Obergurgl 1957
Obergurgl 1959

während der Tonus der Arterien in allen Untersuchungen noch deutlich erhöht war. In 4600 m manifestierten sich nach der ersten Höhennacht Symptome der Bergkrankheit bei stark gesteigertem E', aber normalem Herzminutenvolumen (Abb. 4).

Während das Ausmaß der E'-Steigerung individuell verschieden zu sein schien, war die Dauer dieser Zunahme wesentlich vom durchreisten (Höhen-) Klimaunterschied abhängig. In Abb. 5 sind die Veränderungen der Pulswellengeschwindigkeit, die vorwiegend den E' bestimmt, aus eigenen Versuchen und den Messungen von WIESINGER und ABBÜHL (213) zusammengestellt. REICHEL (172) beobachtete auf dem Monte Rosa und auf dem Großglockner eine gleiche vorübergehende Beschleunigung der Pwg DELIUS, OPITZ und SCHOEDEL (31) erhoben ähnliche Befunde in 2800 und 4500 m Höhe am Monte Rosa. Bei Personen, die aus 500 bis 1000 m Höhe auf 2000 m fuhren, verschwand in unseren Untersuchungen die Tonuszunahme bereits nach 2 Tagen, in 3500 m und 4600 m hielt sie 3 Tage und länger an. Auch der Vergleich in Abb. 6 läßt deutlich erkennen, daß bei den aus Innsbruck kommenden und bereits an kurze Höhenaufenthalte etwas gewöhnten Studenten die E'-Zunahme in Obergurgl ebenfalls nur 2 Tage, bei den aus Hamburg kommenden und in keiner Weise höhenerfahrenen Studenten unter gleichen Bedingungen dagegen fast eine Woche anhielt. Der Blutdruck zeigte beim Normotoniker in den ersten Tagen des Höhenaufenthaltes ein uncharakteristisches Verhalten (Abb. 7). Gröbere Veränderungen des systolischen Druckes wurden nach Abschluß der initialen Reaktion in den ersten 2 Höhentagen auch bei Patienten mit hypertonen Kreislaufregulationsstörungen nicht beobachtet, öfters dagegen ein leichter Anstieg des diastolischen Druckes. Selbst in 4600 m Höhe wurden 20 bis 48 Stunden nach der Ankunft keine wesentlichen Blutdruckveränderungen nachgewiesen. Im Extremitäten-EKG fanden sich in 2000 m keine auffallenden Abweichungen des Stromkurvenverlaufs.

Die Ruhe-Atemfrequenz war sowohl auf dem Patscherkofel als auch in Obergurgl 16 Stunden nach der Ankunft im Durchschnitt um 10% erniedrigt (Abb. 7). Die Ausscheidung von PORTER-SILBER-Chromogenen im Nachtharn fand sich in 2000 m während der ersten Höhentage vermehrt. Diese erhöhte Ausscheidung war in allen Einzelkurven erkennbar, die höchsten Einzelmeßwerte des ganzen Höhenaufenthaltes wurden ausnahmslos in den ersten 5 Tagen erreicht (Abb. 8). Im Flimmertest ergab sich zu dieser Zeit eine Heraufsetzung der Verschmelzungsgrenze, die mit der von FLEISCH und GRANDJEAN (38) gefundenen Empfindlichkeitszunahme der Sinnesorgane zu diesem Termin in Zusammenhang gebracht werden kann. In diesem Sinn lassen sich auch die sehr kurzen Reaktions-

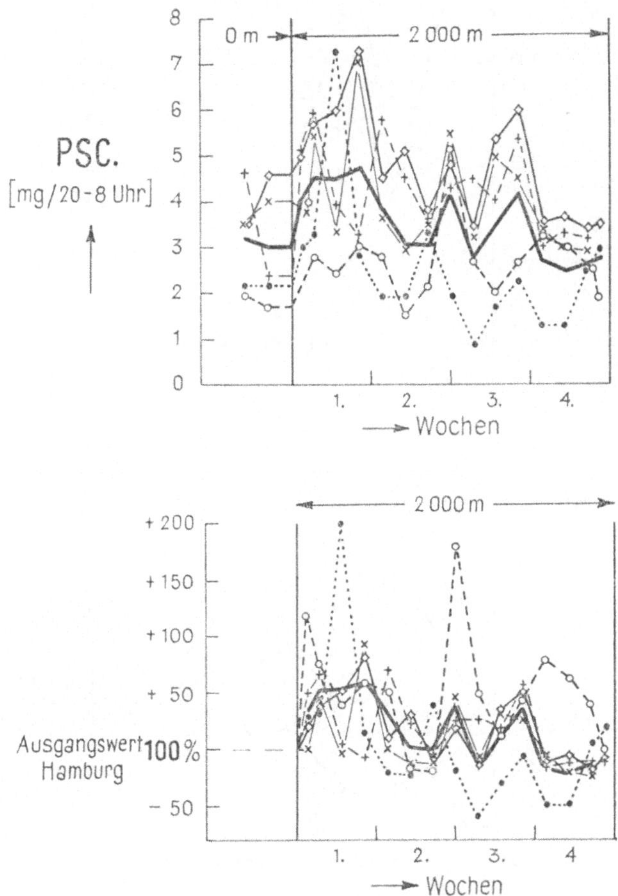

Abb. 8 Die Nebennierenrindenaktivität beim Aufenthalt in 2000 m Höhe. Die Ausscheidung von PORTER-SILBER-Chromogenen (PSC) im Nachtharn von 5 Personen während des Aufenthalts in 2000 m Höhe zeigt 2 Maxima. Oben: Absolutwerte, unten: prozentuale Abweichung vom mittleren Hamburger Vorwert.

zeiten in den ersten Tagen in Obergurgl deuten, die nach Einübung der Vp's am 2. Meßtermin deutlich wurden (Abb. 9).

Auffallend gering waren die Veränderungen im Ausfall der Belastungsversuche in den ersten Höhentagen. Am markantesten zeigte sich eine regelmäßige Abnahme der Vitalkapazität. Die VK-Minderung ließ sich in

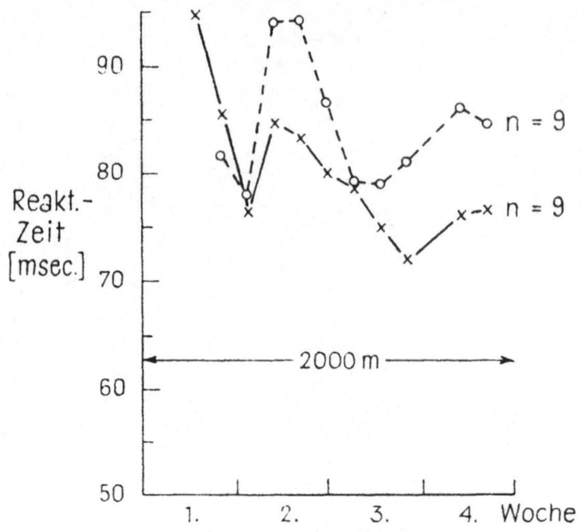

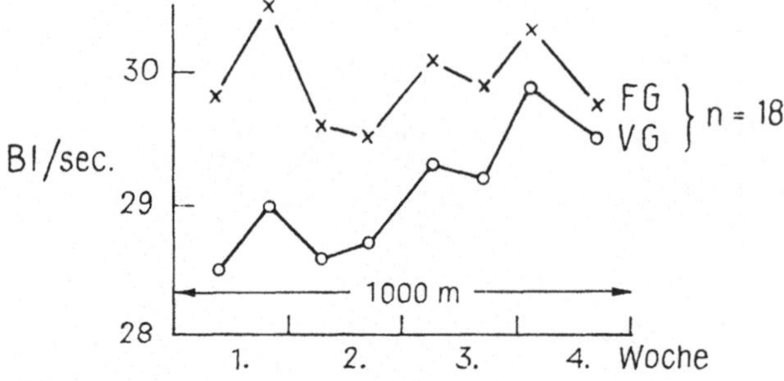

Abb. 9
Die Veränderungen der durchschnittlichen Reaktionszeit (oben), der Flimmergrenze (FG) und Verschmelzungsgrenze (VG) während des Höhenaufenthaltes. Zunahme der Reagibilität (Abnahme der Reaktionszeit und Erhöhung der VG und FG) am Ende der ersten und Ende der dritten Höhenwoche (n = Anzahl der Personen).

beiden Versuchsreihen in Obergurgl 1957 und 1959 statistisch sichern (Abb. 10). Der Übergang von 900 m auf 1900 m (Patscherkofel) führte bei den Hamburger Patienten dagegen nur zu einer Unterbrechung der raschen Zunahme der VK, die sich bereits während der ersten Woche in 900 m Höhe entwickelt hatte.

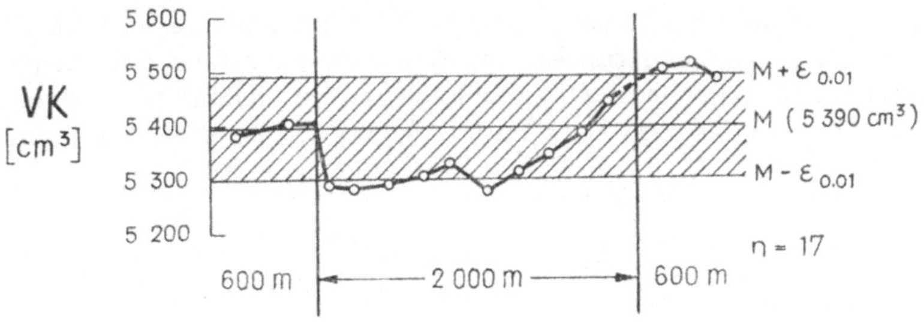

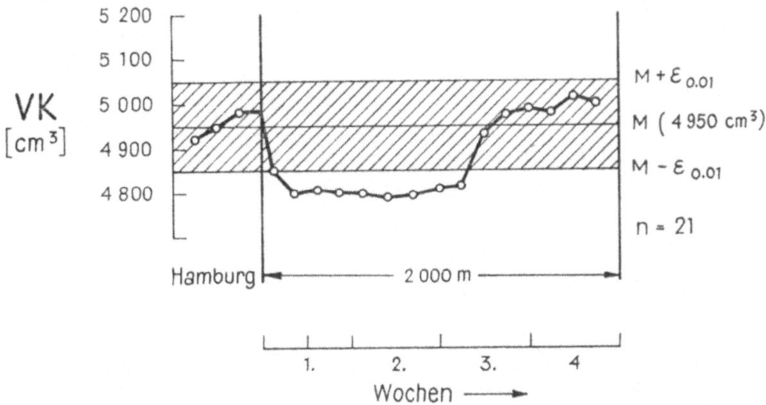

Abb. 10
Statistische Überprüfung des mittleren Verlaufs der Vitalkapazität (Vk) während des Höhenaufenthalts in 2000 m nach den Anweisungen von Grandjean und Linder. Das Unterschreiten der schraffierten Streubreite gilt als hoch signifikant. Abnahme der VK in den ersten 3 Wochen und Zunahme erst in der 4. Woche und nach der Rückkehr (n = Anzahl der Personen).

Eine signifikante Abnahme erfuhr auch die maximale Exspirationsstromstärke (Atemstoß) beim Übergang von Hamburg nach Obergurgl, geringer auch auf dem Patscherkofel (Abb. 11)*).

*) Die verminderte Luftdichte in der Höhe spielt bei der Bestimmung des Atemstoßes eine Rolle (Staudruckmessung), dürfte sich aber in ähnlicher Weise auf den intrapulmonalen Atemwiderstand auswirken.

Im Stehversuch änderte sich weder auf dem Patscherkofel noch in Obergurgl die Pulsfrequenzzunahme nach dem Lagewechsel. Die Frequenzzunahme im Stehen betrug bei den Studenten im Tiefland wie auch in den ersten Tagen in 2000 m Höhe etwa 20%, bei den Patienten auf dem Pat-

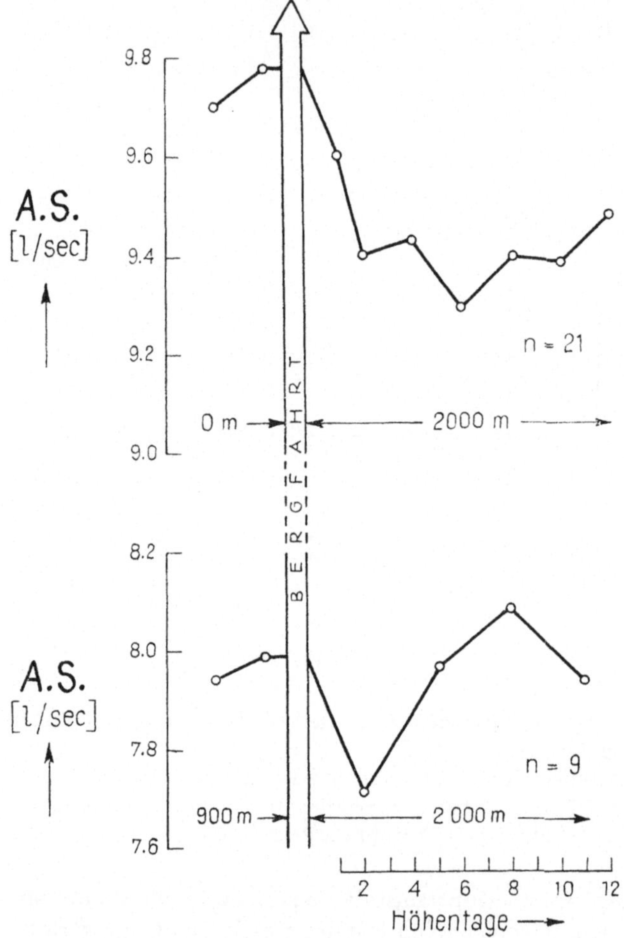

Abb. 11
Durchschnittlicher Verlauf der maximalen Exspirationsstromstärke (Atemstoß – A. S.) in 2000 m Höhe. Entgegen dem Übungseffekt bewirkt der Höhenaufenthalt eine deutliche Abnahme des A. S., die um so stärker ist, je größer der Höhenunterschied ist.

scherkofel etwa 25%. Ebensowenig zeigten das Blutdruckverhalten und die Atemfrequenz im Stehversuch charakteristische Veränderungen zu diesem Termin. Der Sauerstoffmangelversuch verlief in den ersten Tagen in 2000 m Höhe praktisch ebenso wie vorher in Innsbruck. Nur in der kombinierten Ausführung von Preßdruckprobe und Stehversuch waren die Anstiege der Pulsfrequenz am ersten Höhentag größer als vorher in Innsbruck.

Somit fanden sich als Symptome der Reaktion auf den Klimawechsel am Beispiel des Höhenwechsels zu Anfang zwei schnell aufeinanderfolgende Kreislaufumstellungen, von denen die erste nur etwa 1 Stunde, in 4600 m 3 bis 4 Stunden anhielt und als »vagotone Kreislaufeinstellung« im Sinne von WEZLER (208) definiert werden, die zweite als amphotone bzw. sympathikotone Einstellung aufgefaßt werden kann. Die einzelnen Symptome dieser zweiten Phase der Höhenreaktion klangen unterschiedlich schnell ab, wobei bedacht werden muß, daß die Untersuchungen zwischen 6 und 20 Stunden lückenhaft sind und vom Tagesrhythmus überlagert werden. Am schnellsten verschwand die Vm-Steigerung, am längsten blieben in Abhängigkeit von der Stärke des Klimawechsels die Beschleunigung der Pulswellengeschwindigkeit und die Erhöhung des elastischen Kreislaufwiderstandes bestehen. Außerdem fand sich in den ersten Höhentagen eine deutliche Abnahme der Vitalkapazität und eine Verminderung der maximalen Exspirationsstromstärke bei leicht erniedrigter Ruhe-Atemfrequenz, eine Erhöhung der Verschmelzungsgrenze und eine Verkürzung der Reaktionszeit als Hinweis auf eine Empfindlichkeitssteigerung der Sinnesorgane und eine relativ hohe Ausscheidung von PORTER-SILBER-Chromogenen im Nachtharn als Symptom einer vermehrten Nebennierenrindenaktivität. In den Kreislaufbelastungsversuchen kam 20 bis 48 Stunden nach der Ankunft i. d. H. nur eine etwas stärkere Pulsbeschleunigung zum Vorschein.

An subjektiven Beschwerden wurden in den ersten 2 Höhentagen besonders Schlafstörungen und Unruhegefühl beobachtet. Abb. 12 zeigt, daß trotz der anstrengenden Reise bei einem hohen Prozentsatz der gesunden jungen Männer in der ersten und besonders in der zweiten Höhennacht in 2000 m die meisten Schlafstörungen des ganzen Höhenaufenthaltes bemerkt wurden. Weiterhin traten Kopfschmerzen und in Einzelfällen Herzsensationen vermehrt auf. Bei 4 Personen wurden supraventrikuläre Extrasystolen registriert. In 4600 m Höhe fielen deutliche Symptome der Bergkrankheit: Kopfschmerzen, Übelkeit, Schwindelgefühl und subfebrile Temperaturen bis 37,8° in diese Zeit.

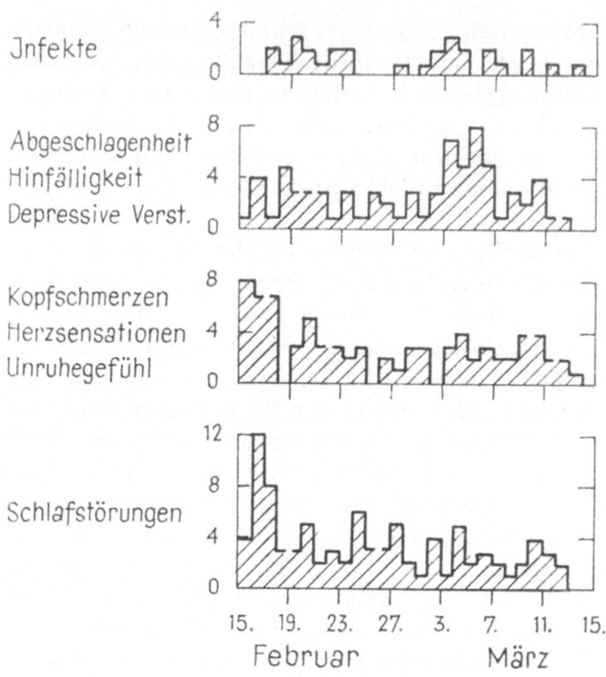

Abb. 12 Subjektive Beschwerden beim Aufenthalt in 2000 m Höhe.
Die Anzahl der von 20 gesunden Studenten pro Tag protokollierten subjektiven Beschwerden und entzündlichen Erkrankungen. Kopfschmerzen, Herzsensationen, Unruhegefühl und Schlaflosigkeit überwiegen in den ersten Höhentagen, Hinfälligkeit und depressive Verstimmungen in der dritten Woche.

3. DIE ERSTEN TAGE IN KURORTHÖHEN VON 900–1200 m IN DEN ALPEN

Beim Übergang von Hamburg in mittlere Kurorthöhen der Alpen (Igls: 900 m und Seefeld: 1200 m) konnten in den ersten 20 Stunden nach der Ankunft keine Untersuchungen vorgenommen werden. 20 bis 48 Stunden nach der Ankunft wurden in Kurorthöhen fast alle oberhalb von 2000 m Höhe gefundenen Veränderungen vermißt. Weder die Pulsfrequenz noch der Blutdruck noch das Ruhe-Vm oder der elastische Kreislaufwiderstand ließen eindeutige Veränderungen gegenüber den Hamburger Vorwerten erkennen (Abb. 13). Ob in diesen mäßigen Höhen die primäre Reaktion auf den Klimawechsel bereits innerhalb der ersten 20 Stunden abgelaufen ist oder sich gar nicht erst entwickelt, kann nicht entschieden werden. Subjektiv empfanden die Kranken den Klimawechsel ähnlich wie die Gesunden die größere Höhe und klagten über Schlafstörungen, Kopfschmerzen und Herzbeschwerden. Abb. 13 läßt besonders am 2. Aufenthaltstag die Zunahme der subjektiven Beschwerden erkennen. An besonderen Ereignissen wurden bei 3 Patienten Migräneanfälle mit Übelkeit beobachtet, die bei diesen Patienten bereits schon vor der Reise wiederholt aufgetreten waren. Überhaupt unterschieden sich die subjektiven Beschwerden in den ersten Kurtagen mit Ausnahme der Schlafstörungen nicht von den anamnestisch angegebenen Symptomen.

4. DIE ERSTEN TAGE IM NORDSEEKLIMA

Der Übergang aus dem Binnenland in das Nordseeklima konnte ebenfalls in den ersten Stunden nach der Ankunft nicht messend verfolgt werden. Zum ersten Untersuchungstermin zeigten sich im Gegensatz zu den Messungen im Kurortniveau der Alpen eine Verlangsamung der Pulsfrequenz und eine Zunahme des peripheren Kreislaufwiderstandes bei praktisch unveränderter Pulswellengeschwindigkeit und uncharakteristischem elastischen Kreislaufwiderstand (Abb. 23). Die Kreislaufveränderungen könnten einer Tendenz zur vagotonen Kreislaufeinstellung nach WEZLER (208) entsprechen, wie sie zum gleichen Termin 24 bis 48 Stunden nach der Ankunft im Hochgebirge trotz der längeren Anreise und dadurch vielleicht stärkeren Ermüdung der Patienten nicht beobachtet wurde, ließen sich aber nicht statistisch sichern.

Die Vitalkapazität konnte nur in Einzelfällen bestimmt werden. Bei den Personen, bei denen Vorwerte vom Heimatort vorlagen, fand sich keine gerichtete Veränderung in den ersten Nordseetagen (Abb. 18).

Ein weiterer Unterschied zu den Hochgebirgsbeobachtungen bestand in der Art der geäußerten subjektiven Beschwerden. Schlafstörungen wurden in den ersten Nordseetagen praktisch nicht angegeben. Im Vordergrund standen Müdigkeit und Abgeschlagenheit. Sonst entsprachen auch an der Nordsee die Beschwerden in den ersten Tagen den anamnestischen Angaben der betreffenden Patienten.

Der Übergang in Kurorthöhen des Gebirges und vom Binnenland an die Nordsee ließ also keine eindeutigen Veränderungen am Kreislauf erkennen. Die geringe Tendenz zur vagotonen Kreislaufeinstellung nach der Ankunft an der Nordsee ist in keinem Meßwert statistisch zu sichern. Die aufgetretenen Beschwerden nach dem Klimawechsel waren den einzelnen Patienten nicht neu. Lediglich die Schlafstörungen traten nur im Hochgebirge, das Gefühl von Müdigkeit und Abgeschlagenheit vorwiegend an der Nordsee auf. Es wäre denkbar, daß Funktionsänderungen in den ersten Stunden in ähnlicher Form wie in 2000 m Höhe ablaufen, jedoch den Messungen entgangen sind. Auch in 2000 m Höhe waren die Reaktionen auf den Klimawechsel in den ersten 12 Stunden am kräftigsten, 20 bis 48 Stunden nach der Auffahrt dagegen nur noch schwächer ausgeprägt. Auf Grund der vorliegenden Untersuchungen kann zu diesen Fragen jedoch nicht Stellung genommen werden. Immerhin bieten sich Vergleiche, z. B. mit den Untersuchungen von STRAUBE (199), an, der bei meteorologischen Akkordsprüngen, z. B. Einbrüchen polarer Kaltluft, ebenfalls mehrphasische Schwankungen der Adrenalin- und Acetylcholin-Empfindlichkeit gemessen hat, die sich in ihrem zeitlichen Verlauf mit den phasischen Kreislaufumstellungen beim Höhenwechsel decken. Solche Wetterakkordsprünge haben gewisse Ähnlichkeiten mit der Veränderung des klimatischen Milieus beim Ortswechsel.

B. Der Aufenthalt im fremden Klima

Es wird allgemein angenommen, daß der Mensch sich nach 1 bis 2 Tagen an ein fremdes Klima gewöhnt hat. Nur in Höhen über 3000 m sowie in den Tropen und in der Arktis wird eine längere Anpassungszeit für den Fremden veranschlagt. Der Verlauf der vorliegenden Meßreihen zeigt aber, daß über Wochen hin meßbare und auch statistisch zu sichernde Änderungen an den verschiedenen Organsystemen vor sich gehen, die bei Kranken sogar mit Beschwerden und pathologischen Erscheinungen verbunden sein können.

1. HOCHGEBIRGE

Während der 3- bis 4wöchigen Hochgebirgsaufenthalte wurden unter Ruhebedingungen am Kreislauf in allen Meßreihen ähnliche Veränderungen festgestellt. Sie waren im wesentlichen gekennzeichnet durch eine Abnahme des Arterientonus (E'), die auch in größeren Höhen nach Abklingen der primären Tonussteigerung innerhalb der ersten Woche einsetzte und ihre stärkste Ausprägung etwa in der dritten Hochgebirgswoche erreichte (Abb. 7 und 13). In allen vier Meßreihen war die Tonusabnahme statistisch zu sichern (Abb. 28). In 4600 m Höhe dauerten die Untersuchungen nur 3 Tage. Aber bereits am 3. Tag klang auch dort die initiale E'-Steigerung wieder ab (Abb. 4). Diese Tonusabnahme berechnete sich sowohl aus einer Verlangsamung der Pulswellengeschwindigkeit als auch einer Verlängerung der Grundschwingungsdauer im Femoralispuls.

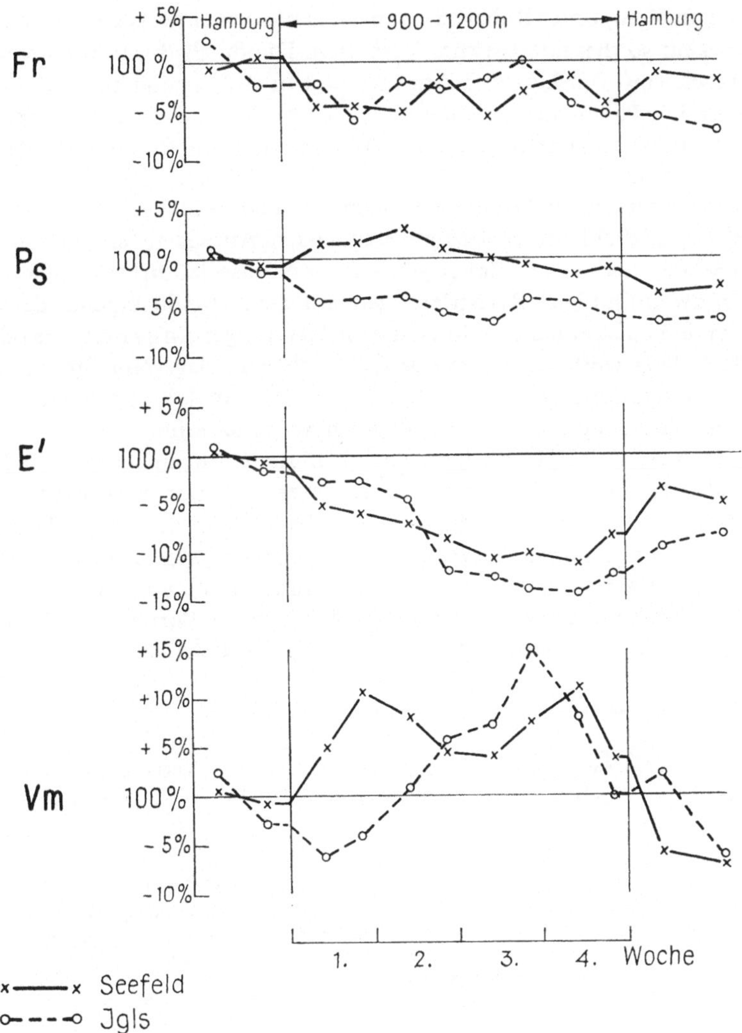

Abb. 13 Kreislaufveränderungen beim Aufenthalt in Kurhöhen der Alpen. Die Veränderungen der mittleren Pulsfrequenz (Fr), des systolischen Blutdrucks (P_s), des elastischen Kreislaufwiderstandes (E') und des Herzminutenvolumens (Vm) von 26 bzw. 18 Hamburger Patienten.

Alle anderen, unter Ruhebedingungen gemessenen Kreislauffaktoren zeigten kein so charakteristisches Verhalten. Die durchschnittlichen Veränderungen von Kreislauf und Atmung sind in Abb. 7 und 13 zusammengestellt. Die Pulsfrequenz tendierte in 2000 m Höhe zu einer Verlangsamung von unterschiedlichem Ausmaß. Bei den aus Hamburg kommenden Studenten war die Frequenzabnahme sichtlich geringer als bei den aus Innsbruck kommenden Versuchspersonen. In 1000 m Höhe fanden sich ebenfalls im Mittel leicht erniedrigte Frequenzen. Auf jeden Fall wurden weder in Seefeld noch in Igls (im Gegensatz zur Nordsee) Durchschnittswerte aus den zweiminütigen Registrierungen mit dem Oscillographen, dem EKG oder den Pulskurven berechnet, die die Hamburger Ausgangswerte oder gar die Anfangswerte am ersten Kurtag überstiegen. Dagegen nahm das Ruhe-Minutenvolumen sowohl in Seefeld als auch in Igls vorübergehend zu. Diese Zunahme beruhte ausschließlich auf einer Schlagvolumenvergrößerung. In 2000 m Höhe blieb das Herz-Minutenvolumen bei den Hamburger Studenten unverändert, bei den Innsbrucker Studenten nahm es deutlich ab. Die Ruhe-Atemfrequenz blieb im Durchschnitt in 2000 m Höhe ständig unter den Hamburger Ausgangswerten, die niedrigsten Frequenzen wurden in der dritten Woche erreicht. Auch in 1000 m Höhe nahm die Atemfrequenz während des Aufenthaltes im Mittel ab. Da Vorwerte am Heimatort fehlen, läßt sich jedoch kein absoluter Vergleich anstellen.

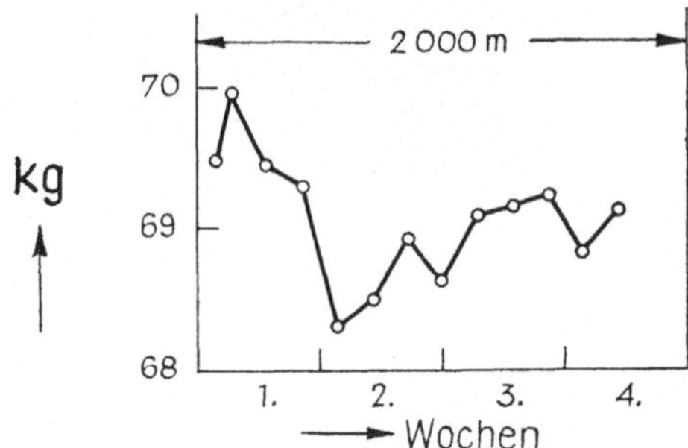

Abb. 14
Der Verlauf des durchschnittlichen Körpergewichts von 20 gesunden Versuchspersonen in 2000 m Höhe. Der Gewichtssturz in der ersten Woche war in allen Einzelmeßwerten deutlich.

Abb. 15 ▶
Eisenresorptionstests vor und nach einem zehntägigen Aufenthalt in 2000 m Höhe (oben) und bei einer Kontrollgruppe, die sich ständig in 900 m aufhielt (unten). Die weißen Säulen lassen erkennen, daß die Nüchternwerte des Eisens im Serum nach dem Höhenaufenthalt etwas erniedrigt waren, die Zunahme nach Eisenbelastung bei allen Vp's (schwarze Pfeile) 100% erreichte, während die Kontrollgruppe zum gleichen Termin keine Veränderungen der Eisenresorption erkennen ließ.

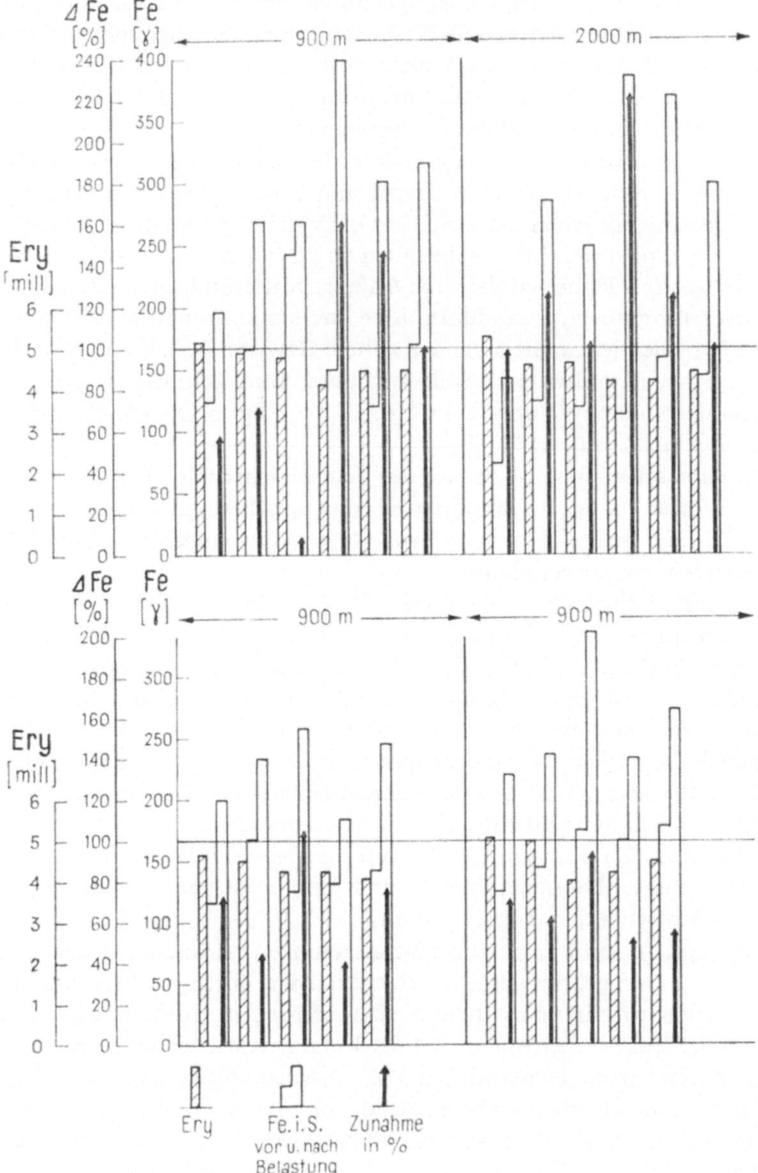

ΔFe
[%]
Fe
[γ]
900 m
2000 m
Ery
[mill]
240
220
200
180
160
140
120
100
80
60
40
20
0
400
350
300
250
200
150
100
50
0
6
5
4
3
2
1
0
ΔFe
[%]
Fe
[γ]
900 m
900 m
Ery
[mill]
200
180
160
140
120
100
80
60
40
20
0
300
250
200
150
100
50
0
6
5
4
3
2
1
0
Ery
Fe.i.S.
vor u. nach
Belastung
Zunahme
in %

Die Nebennierenrindenaktivität, gemessen an der Ausscheidung von PORTER-SILBER-Chromogenen im Nachtharn, unterlag erheblichen Schwankungen. Nach relativ hohen Werten während der ersten Höhenwoche nahm die PSC-Ausscheidung ab. In der dritten Woche wurden bei allen Versuchspersonen erneut hohe Werte gemessen (Abb. 8).

Die 1959 in 2000 m Höhe regelmäßig durchgeführten Körpergewichtsbestimmungen ließen zwischen dem 2. und 8. Höhentag einen deutlichen Gewichtssturz erkennen (Abb. 14), der im Mittel 1,5 kg betrug, im Einzelfall bis zu 3 kg ausmachte und bei allen 20 Personen ohne Ausnahme auftrat. In 1000 m Höhe wurden nur Anfang, Mitte und Ende der Kur Gewichtsbestimmungen ausgeführt. Eine markante Abnahme zeigte sich nicht. In beiden Meßreihen war der weitere Gewichtsverlauf von einer Annäherung an das individuelle Sollgewicht bestimmt, kenntlich an einer Abnahme der Streuung σ von $\pm$ 8,1 kg auf $\pm$ 7,5 kg in Obergurgl und von $\pm$ 12,04 kg auf $\pm$ 11,60 kg in Igls.

Im Eisenbelastungstest zeigte sich auf dem Patscherkofel, daß bis weit in die 3. Woche hinein ein larvierter Eisenmangel bestand (Abb. 15). Diese larvierte Sideropenie konnte 1958 von GABL in Obergurgl an 22 Studenten bestätigt werden (unveröffentlicht).

Wesentlich erscheint bei allen diesen Meßwerten, daß nach der initialen Reaktion auf den Klimawechsel ins Hochgebirge weder ein Angleich an die Vorwerte noch eine gleichmäßige Veränderung sichtbar wurde, sondern bestimmte Zeitabschnitte während des Aufenthaltes durch stärkere Abweichungen oder Wendepunkte im Kurvenverlauf hervortraten. Ein solcher Zeitabschnitt stärkerer Veränderungen fand sich um das Ende der 1. Höhenwoche, ausgezeichnet durch einen starken Abfall des Arterientonus, durch einen Gewichtssturz und durch das Aufhören der relativ hohen nächtlichen PORTER-SILBER-Chromogen-Ausscheidung in 2000 m Höhe. Klinisch wurden in dieser Phase die ersten Infekte und Entzündungen (Tonsillitis, Tracheitis, Parulis usw.) manifest (Abb. 12).

Ein weiterer Abschnitt auffälliger Veränderungen zeichnete sich gegen das Ende der 3. Hochgebirgswoche ab, charakterisiert durch das Minimum des elastischen Kreislaufwiderstandes in allen Meßreihen, durch einen Wiederanstieg der Ruhe-Pulsfrequenz und der Ruhe-Atemfrequenz, durch das erneute Auftreten hoher nächtlicher PSC-Ausscheidungen in 2000 m Höhe und klinisch durch einen erneuten Schub von Infekten und subjektiven Beschwerden, unter denen besonders Abgeschlagenheit, Hinfälligkeit und depressive Stimmung hervortraten (Abb. 12 und 16). Erfahrene Bergsteiger berichten von einer »Tourenmüdigkeit« in dieser Zeit. Auch bei den Patienten in Seefeld und Igls, ja selbst bei den gesunden Studenten in Obergurgl

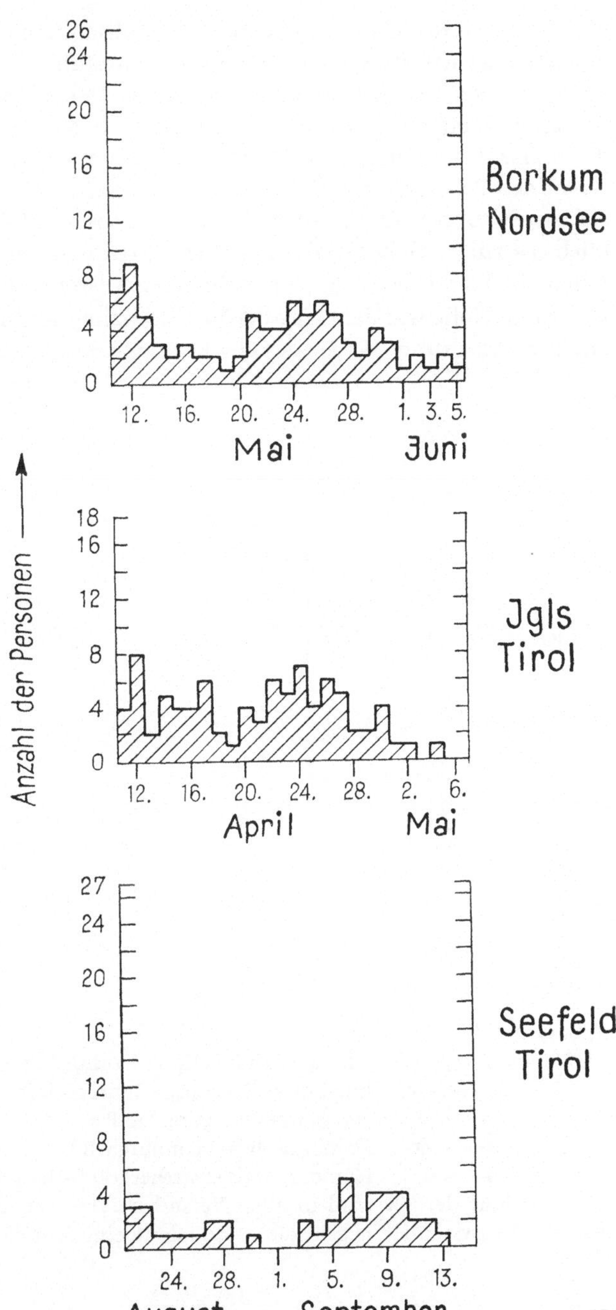

Abb. 16 Subjektive Beschwerden beim Aufenthalt in Kurorthöhen der Alpen und an der Nordsee. Die Häufigkeitsverteilung der von insgesamt 73 Hamburger Patienten geäußerten neu aufgetretenen oder verstärkten Beschwerden während des Klimaaufenthalts zeigt eine Zunahme in den ersten Tagen und wiederum in der dritten Woche sowohl an der Nordsee als auch im Hochgebirge.

waren die Mutlosigkeit, der Wunsch abzureisen, eine gewisse Streitsucht und bei den Patientinnen in Igls Heimweh auffällig.

In der vierten Hochgebirgswoche wurde der Verlauf der Ruhe-Meßwerte von einer Tendenz zur Annäherung an die Ausgangswerte und zugleich an die altersentsprechenden Normalwerte bestimmt (siehe auch Kapitel: IV B). Unter den Belastungsproben zeigte die Vitalkapazität eine eindeutige und statistisch zu sichernde Verminderung in 2000 m Höhe (Abb. 10). Diese blieb bis zur 3. Höhenwoche bestehen. Erst dann nahm in beiden Meßreihen die VK wieder zu und überschritt die Ausgangswerte (Abb. 17).

In 1000 m Höhe war der Gang der Vitalkapazität mit markanter Zunahme am Ende der dritten Woche der gleiche wie in 2000 m Höhe. Da aus Ham-

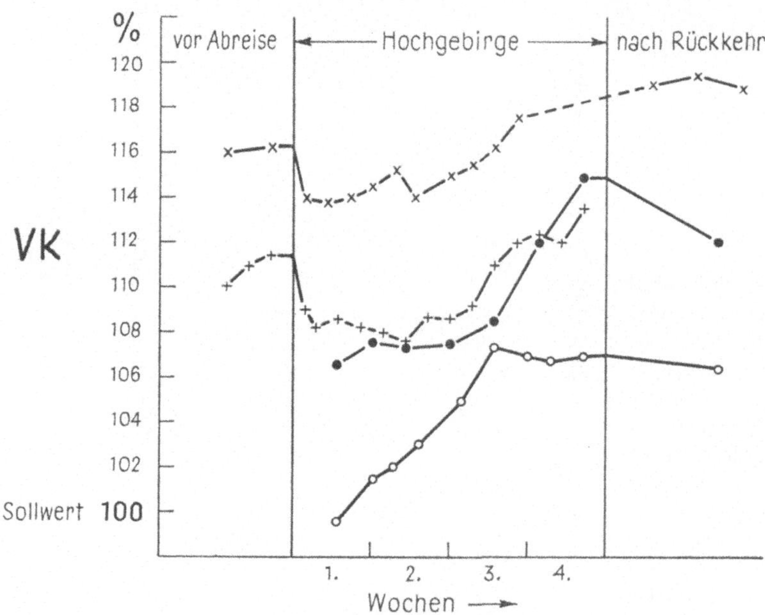

Abb. 17

Die Veränderungen der Vitalkapazität (VK) im Hochgebirge.

×——× Innsbruck–Obergurgl–Innsbruck (17 Pers.)

+——+ Hamburg–Obergurgl (20 Pers.)

●——● Hamburg–Igls–Hamburg (18 Pers.)

o——o Hamburg–Igls–Patscherkofel–Hamburg (9 Pers.)

Die Zunahme der VK wird in allen Versuchsreihen erst in der dritten Woche deutlich. In 2000 m Höhe geht dieser Zunahme eine signifikante Minderung der VK voraus.

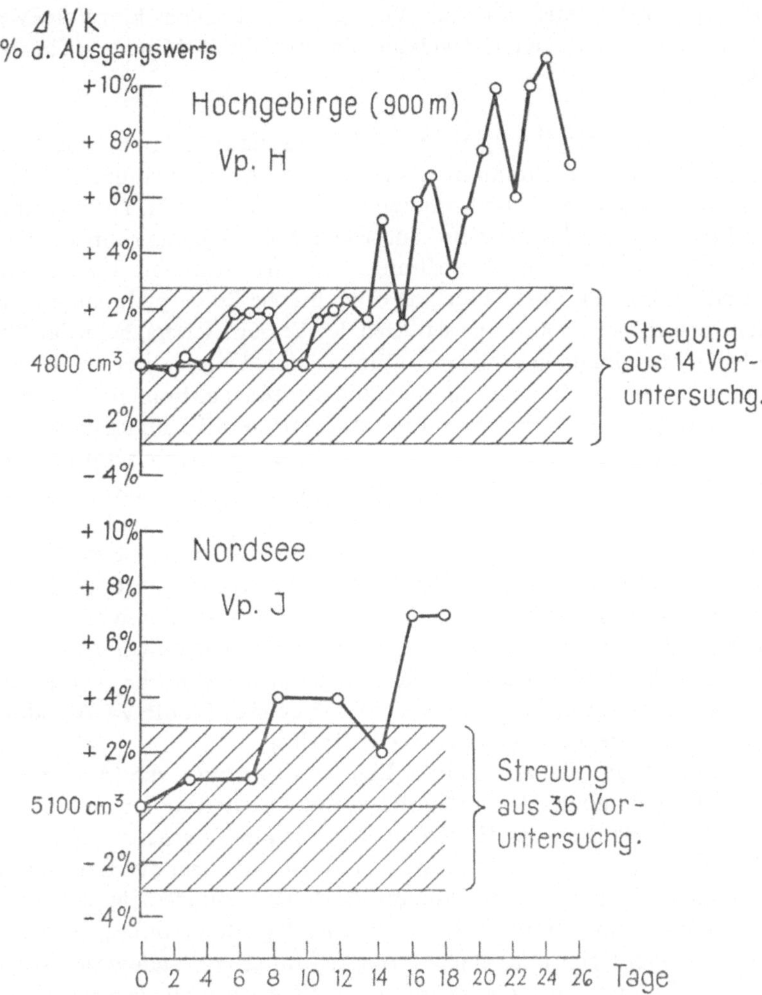

Abb. 18
Der Anstieg der Vitalkapazität (VK) bei zwei „geübten" Personen in 900 m Höhe in den Alpen und an der Nordsee, verglichen mit der Streuung aus Voruntersuchungen am Heimatort. Eine initiale Abnahme ließ sich in diesen Klimaten nicht nachweisen.

burg aber nur unvollständige Vorwerte vorlagen, läßt sich nicht prüfen, ob auch in diesen Kurorthöhen dem späten Anstieg eine initiale Abnahme der

VK vorangeht. Aus den zur Verfügung stehenden Einzelmeßwerten (Abb. 18) ergab sich kein Hinweis auf eine initiale VK-Minderung in 1000 m Höhe.

Die Vitalkapazität gilt allgemein als eine ungenaue und nur grobe Anhaltspunkte liefernde Bestimmung des maximalen Ausatemvolumens. Der Absolutwert ist abhängig von Körpergröße und Konstitution, Thoraxform und Füllungszustand des Magens. Für wiederholte Untersuchungen an den gleichen Personen und Betrachtungen nur der relativen Veränderungen entfallen diese Einflüsse. Eine außerordentliche Rolle spielt der gute Wille der Versuchspersonen. Es ist Aufgabe des Versuchsleiters, bei jeder Einzelmessung maximale Leistungen zu provozieren. Gelingt dies, so bleiben als Faktoren, die die Tendenz der Veränderungen bestimmen: ein gewisser Übungseffekt, der nach Kontrolluntersuchungen in Hamburg (Abb. 2) etwa 5% in den ersten 14 Tagen beträgt und dann unwirksam wird und außerdem die Beweglichkeit der Rippen und des Zwerchfells, der Zustand, besonders die Blutfülle der Lungen und der reflektorische In- und Exspirationsdrang (Pfleiderer und Büttner 159). Letzterer dürfte als Ursache für die Abnahme der VK in 2000 m Höhe nicht verantwortlich sein, da die Ruhe-Atemfrequenz meist erniedrigt, aber nie erhöht gefunden wurde. Die vermehrte Blutfülle im Thorax wird von Monge und Mitarbeiter (142) in größeren Höhen als wichtiger Faktor angesehen. Ähnliche Vermutungen äußerte Kronecker (118) bereits 1903. Ob er auch für die VK-Abnahme in 2000 m Höhe verantwortlich ist, bleibt fraglich.

Im Hinblick auf die verminderte Exspirationsstromstärke (Abb. 11) wäre auch eine Schwellung der Schleimhäute und Engstellung der Bronchiolen in den ersten Wochen des Höhenaufenthaltes als Ursache in Erwägung zu ziehen, die durch vegetativ-nervöse Einflüsse oder aber durch die Trockenheit der Höhenluft zustande kommt. Auch der Gesunde neigt dort oben zu Tracheitiden und Bronchitiden. Fast jeder Neuankömmling spürt in den ersten Höhentagen eine gewisse Austrocknung der Atemwege. Mit dem Anstieg der Vitalkapazität am Ende der 3. Woche nimmt auch die maximale Exspirationsstromstärke wieder zu.

Die Reaktionszeit ließ gegen Ende der 1. Höhenwoche ein Minimum erkennen. Dabei muß bedacht werden, daß dem Verlauf der Reaktionszeit ein Übungseffekt überlagert ist, der wahrscheinlich die erste Messung beeinflußt. Der erste Wert am 4. Höhentag ist vermutlich zu lang. Im Flimmertest wurden zu diesem Termin in 1000 m maximale Werte gemessen (Abb. 9).

Nach einem uncharakteristischen Ausfall der Belastungsprüfungen in der

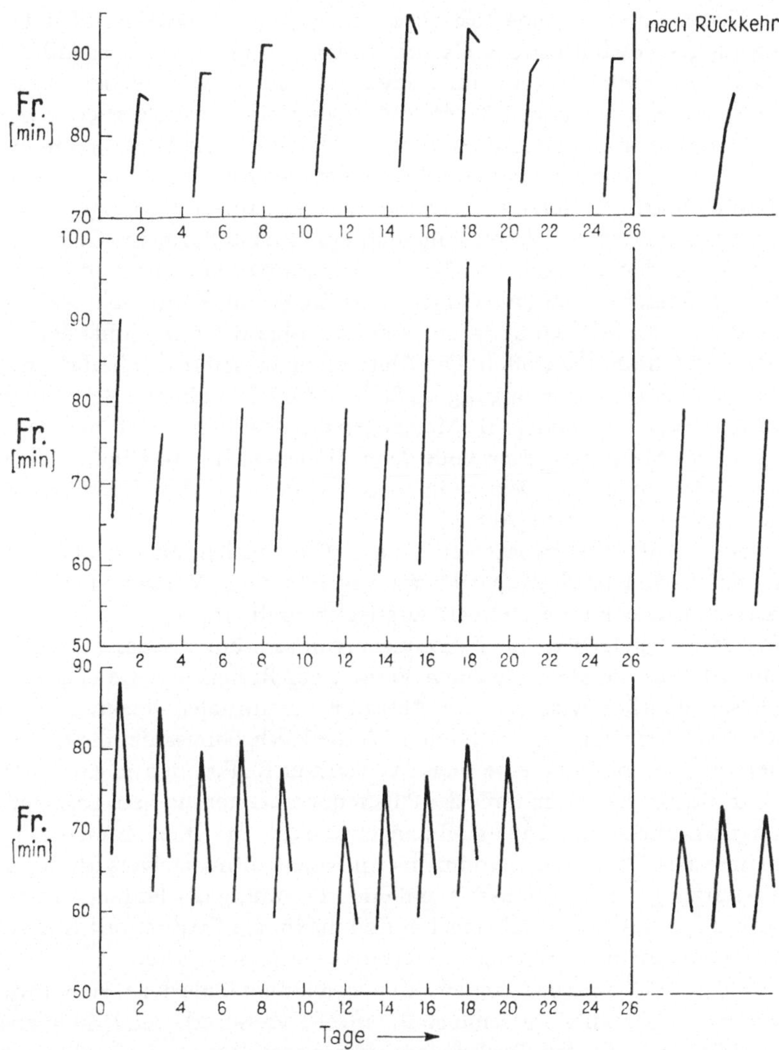

Abb. 19 Kreislaufbelastungsversuche im Hochgebirge.
Der mittlere Anstieg der Pulsfrequenz (Fr) von 18 Personen im Stehversuch in 1000 m Höhe (oben), von 16 Personen im Steh- und Preßdruckversuch in 2000 m Höhe (mitte) und von 16 Personen im Sauerstoffmangelversuch in 2000 m Höhe (unten). Maximale Frequenzanstiege wurden in der dritten Woche, die geringsten nach der Rückkehr ins Tiefland beobachtet. Die einzelnen Kurven verbinden den Ruhewert mit den während der Belastung gemessenen Werten, im Sauerstoffmangelversuch auch mit den Werten nach Belastung.

2. Höhenwoche ergaben sich gegen Ende der 3. Woche in allen Untersuchungen sowohl in 1000 als auch in 2000 m Höhe wieder deutlich verstärkte Reaktionen auf die inzwischen zur Routine gewordenen Tests. Die Innsbrucker Studenten in Obergurgl zeigten maximale Pulsfrequenzänderungen im kombinierten Preßdruck- und Stehversuch (Abb. 19). Ein Drittel der Versuchspersonen erreichte im Sauerstoffmangeltest in dieser Zeit die absolut höchsten Herzminutenvolumina der ganzen Meßreihe. (Die Studenten äußerten die Vermutung, daß ein sauerstoffärmeres Gemisch verwandt worden sei; Abb. 19.) Bei den Hamburger Studenten in Obergurgl war die Zunahme der Pulsfrequenz nach Lagewechsel mit mehr als + 30% ebenfalls deutlich, wurde jedoch von dem Maximum am Ende der 1. Höhenwoche noch übertroffen. Die Atemfrequenz erfuhr nur in diesem Zeitabschnitt eine Beschleunigung im Stehen. Von den übrigen Belastungsversuchen zeigten besonders die Messungen der Reaktionszeit in 2000 m Höhe ein neues Minimum gegen Ende der 3. Höhenwoche. Im Flimmertest wurden gegen Ende der 3. Woche in 1000 m Höhe ähnlich hohe Werte wie in der 1. Woche gemessen (Abb. 9).
In der 4. Aufenthaltswoche verliefen die Kreislaufbelastungsproben uncharakteristisch. Die Vitalkapazität war gegenüber den Vorwerten erhöht, die maximale Exspirationsstromstärke stieg ebenfalls an.
Insgesamt spiegelten die Belastungsversuche während des Hochgebirgsaufenthaltes die schon aus dem Verlauf der Ruhemeßwerte ersichtlichen Phasen deutlich wieder. Nach Abschluß der initialen Reaktion auf den Klimawechsel trat etwa nach einer Woche Hochgebirgsaufenthaltes besonders in 2000 m Höhe eine Phase verstärkter Reaktionen in Erscheinung, kenntlich an einer Zunahme der Pulsfrequenzsteigerung nach Lagewechsel, im Preßdruck- und Sauerstoffmangelversuch, an einer vermehrten Zunahme des Herzminutenvolumens im Sauerstoffmangelversuch, an einer Verkürzung der Reaktionszeit und einer Erhöhung der Flimmer- und Verschmelzungsgrenze. Vitalkapazität und maximale Exspirationsstromstärke lagen zu diesem Termin noch weit unter dem Ausgangswert.
Die gleichen Symptome zeigten sich nochmals am Ende der 3. Höhenwoche, besonders auffällig im Sauerstoffmangel-, Preßdruck- und Stehversuch, deutlich auch in den Reaktionszeitmessungen, weniger im Flimmertest (Abb. 9). Die maximale Exspirationsstromstärke und die Vitalkapazität begannen in allen Meßreihen zu diesem Termin über die Ausgangswerte hinaus zuzunehmen (Abb. 17).
Pathologische Ausfälle der Belastungsproben waren selten. Dreimal kam es beim Stehversuch zu Kollapserscheinungen, einmal am 10. Höhentag, einmal am 18. und einmal am 19. Höhentag. Im EKG wurde zweimal das spon-

tane Auftreten eines AV-Rhythmus beobachtet. Einmal bei einem 23jährigen Studenten zwischen dem 5. und 8. Höhentag (Abb. 20), außerdem bei einem 22jährigen Studenten mit einer hypertonen Kreislaufregulationsstörung am 7. und 15. bis 17. Höhentag (Abb. 21). Bei einem weiteren Studenten wurden am 20. Höhentag im Preßdruckversuch mehrfache Herzrhythmusstörungen registriert (Abb. 22). Auch dieser hatte vorher ein unauffälliges EKG gezeigt.

Dem phasenhaften Verlauf der Ruhemeßwerte und der Reaktionen auf Belastungen entsprechend traten auch die *subjektiven Beschwerden* und interkurrenten Erkrankungen nicht gleichmäßig über die Aufenthaltsdauer verteilt, sondern schubweise auf. Nach einer Häufung von Schlafstörungen in den ersten zwei Hochgebirgsnächten, verbunden mit Unruhegefühl und Herzsensationen kam es am Ende der 1. Höhenwoche zu einer Reihe von entzündlichen Erkrankungen an den Atemwegen, zur Aktivierung chronischer Tonsillitiden und mehrfach zur akuten Abszeßbildung an chronisch entzündeten Zahnwurzeln, die eine Incision notwendig machten. Bei einer 36jährigen Frau begannen zu diesem Termin Unruhezustände, die dann am 11. Aufenthaltstag zu einem mehrere Stunden anhaltenden tetanoiden Anfall führten.

Die folgende Zeit verlief in allen Meßreihen uncharakteristisch, bis in der 3. Höhenwoche erneut von einer größeren Anzahl von Patienten, aber auch von den Studenten, Beschwerden geäußert wurden. Tracheitiden und Bronchitiden, z. T. mit kurzdauernden Temperaturanstiegen und Aktivierungen chronischer Tonsillitiden und Sinusitiden bestimmten das Bild (Abb. 12 und 16). Auch fiel auf, daß in den Alpen zu dieser Zeit auf allen Versuchsreisen eine relativ große Zahl von Personen über Magenbeschwerden und Verdauungsstörungen klagte, ohne daß es zu schwereren Erkrankungen gekommen wäre. Patienten mit hypotonen Kreislaufregulationsstörungen zeigten fast alle besonders starke Beschwerden zu diesem Zeitpunkt. Bei den meisten Vp's standen subjektiv Abgeschlagenheit, Lustlosigkeit, Hinfälligkeit und depressive Stimmung sowie eine gewisse Streitsucht im Vordergrund. Dies war um so auffälliger, als weder bestimmte äußere Umstände, schlechtes Wetter, noch die Verpflegung Anlaß zu solchen Verstimmungen geben konnten. Selbst die Studenten notierten zu dieser Zeit Mutlosigkeit und Schwächegefühl in den täglichen Protokollen. Aus den gleichen Aufzeichnungen ging eindeutig hervor, daß weder eine übermäßige Sonnenbestrahlung (Erythem) noch eine körperliche Überanstrengung (Muskelkater) zeitlich mit der Häufung dieser subjektiven Beschwerden zusammenfiel. Daß auch kein Überdruß am regelmäßigen Tagesprogramm als Ursache in Frage kam, erwies sich durch den unverkennbaren Stim-

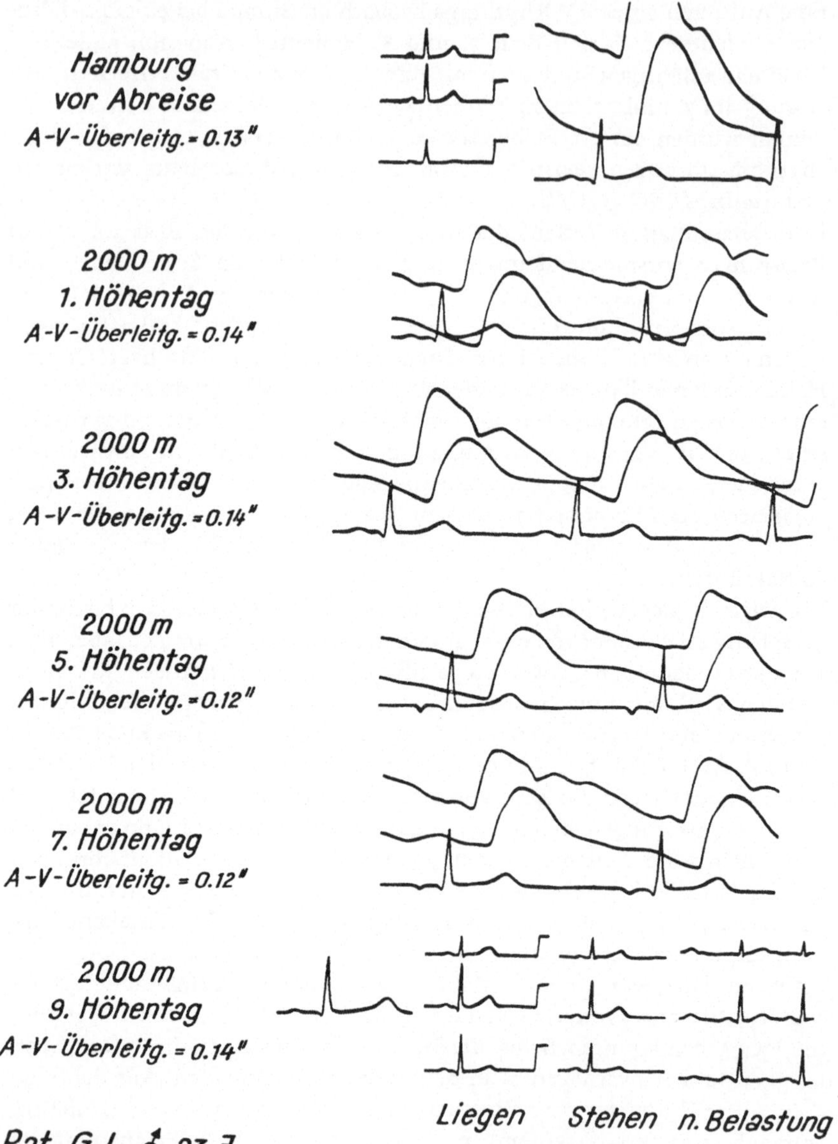

Abb. 20 und 21
Spontanes Auftreten eines vom oberen Knoten ausgehenden AV-Rhythmus mit negativen P-Wellen in 2000 m Höhe bei je einem Studenten der Versuchsreihen

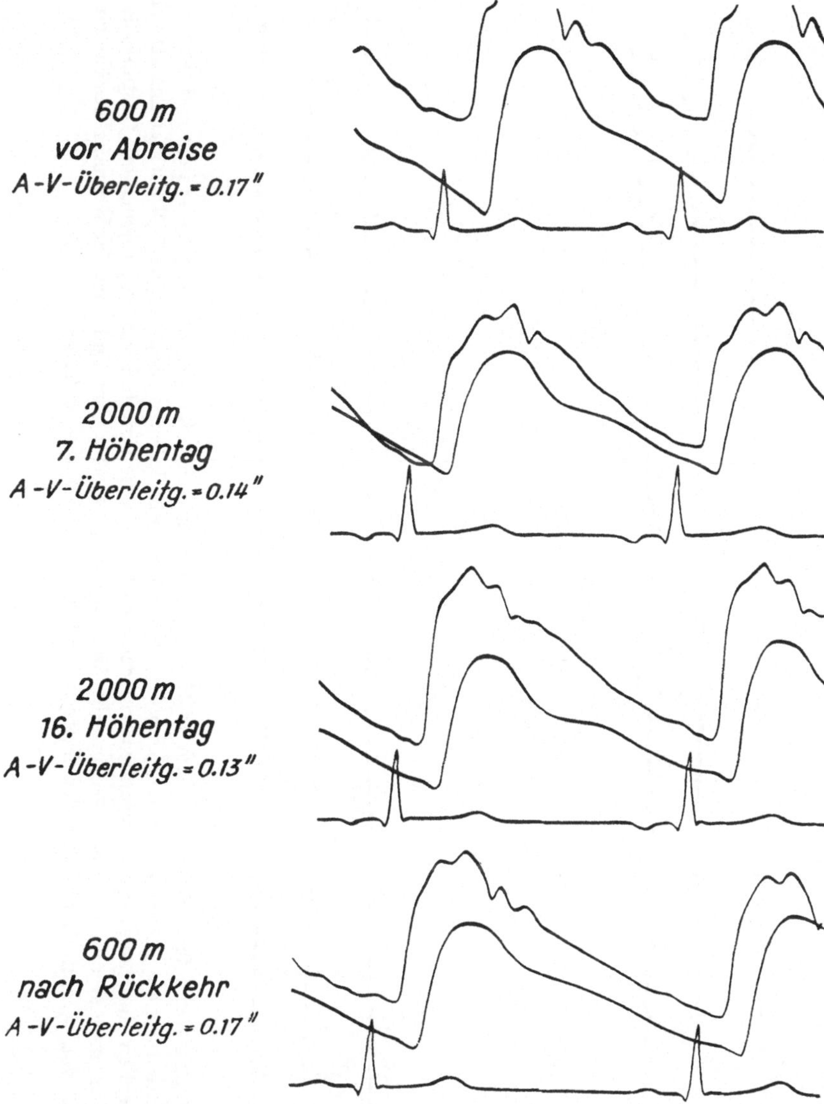

1957 und 1959. Die Kurven zeigen den Carotis- und Femoralispuls und das Extremitäten-EKG, Abl. II, im Liegen, auf Abb. 20 auch die Extremitätenableitung im Stehen und nach Belastung.

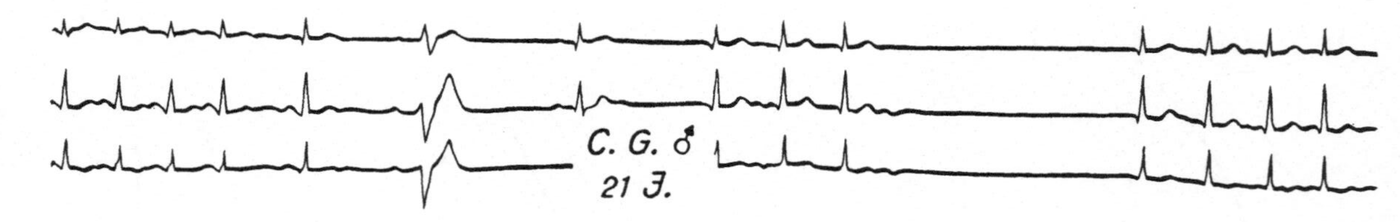

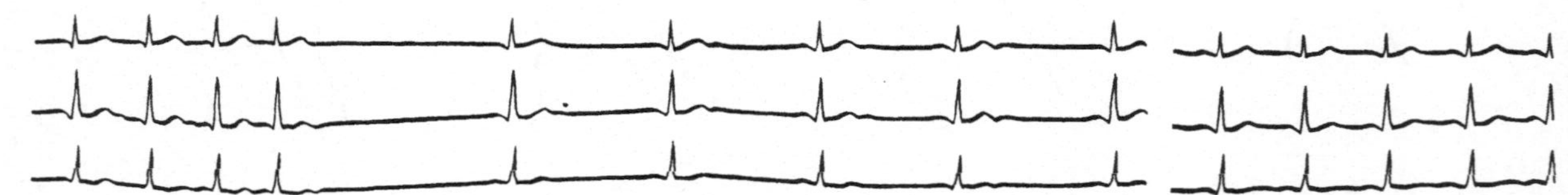

Abb. 22
Rhythmusstörungen beim Preßdruckversuch am 20. Höhentag. Auf eine unauffällige Sinustachycardie folgt nach verlängerter AV-Überleitung ein atypischer Kammerkomplex, dann eine normale Aktion mit längerer AV-Überleitung als bei den vorangehenden, dicht aufeinander folgenden Schlägen und wieder eine Serie tachycarder Aktionen mit Leistungsdissoziation, die in eine Asystolie von über 2 sec ausgeht (Sinoauriculärer Block?). Am Ende des Preßversuchs besteht ein Sinusrhythmus von 55/min, ½ min nach dem Pressen ein Sinusrhythmus von 100/min.

mungsumschwung in der 4. Woche. Die gegen Ende der 3. Woche herbeigesehnte Abreise wurde nach der 4. Woche nur ungern angetreten.
Insgesamt fügen sich die klinischen Erscheinungen und subjektiven Beschwerden in ihrer Gruppierung den auch in den Meßwerten abgezeichneten Phasen am Ende der 1. und Ende der 3. Höhenwoche ein. Qualitativ ließ sich mit Ausnahme der Schlafstörung in den ersten zwei Höhennächten kein einziges für das Hochgebirgsklima vielleicht charakteristisches Symptom erkennen. Alle interkurrenten Erkrankungen waren bei den betreffenden Patienten bereits ein- oder mehrfach vor der Abreise aufgetreten. Bei den akut entzündlichen Erscheinungen handelte es sich ohne Ausnahme um Aktivierungen chronischer Prozesse. Die anfallsartigen Erkrankungen (tetanoide Anfälle, Migräne usw.) waren schon vor der Reise wiederholt beobachtet worden und z. T. als Grund der Verschickung angegeben. Auch die elektrokardiographisch objektivierten Reizbildungs- und Reizleitungsstörungen waren bei den Studenten möglicherweise schon früher gelegentlich aufgetreten, jedoch nicht in der während der Höhenanpassung beobachteten Intensität. Die Exacerbationen im Hochgebirgsklima verliefen meist heftiger aber kürzer als die früheren Krankheitsschübe.

2. NORDSEE

Im Verlauf des weiteren Nordseeaufenthaltes zeigte sich am Ruhekreislauf innerhalb der ersten drei Wochen auf allen drei Reisen eine progrediente Zunahme des Arterientonus (Erhöhung des elastischen Kreislaufwiderstandes E'), die in der 3. Woche ihr Maximum erreichte. Bei etwa der Hälfte aller Patienten ließen sich zwei Maxima erkennen, so daß die Mittelkurve eine mehr oder weniger deutliche Kamelrückenform erhielt. Diese Steigerung des E' konnte in den zwei Versuchsreihen, für die Vorwerte vom Heimatort vorlagen, auch statistisch gesichert werden (Abb. 23 und 28). Erst in der 4. Woche fiel der E' auf bzw. unter den Ausgangswert ab.
Die Ruhepulsfrequenz ließ über 3 Wochen eine zunehmende Tendenz erkennen, die besonders deutlich wird, wenn man nicht die Vorwerte am Heimatort, sondern die Meßwerte am ersten Kurtag zugrunde legt (Abb. 23).
Da das physikalisch bestimmte Schlagvolumen abnahm, blieb das Minutenvolumen des Herzens während des Nordseeaufenthaltes im wesentlichen unverändert. Auch Blutdruck und peripherer Widerstand zeigten keine gerichteten Veränderungen.
Die Vitalkapazität konnte nur bei einem kleinen Teil der Versuchspersonen ausgewertet werden. (Im Verlauf der Meßreihe stellte sich am Spirometer ein Defekt heraus, so daß die meisten Meßwerte als unzuverlässig

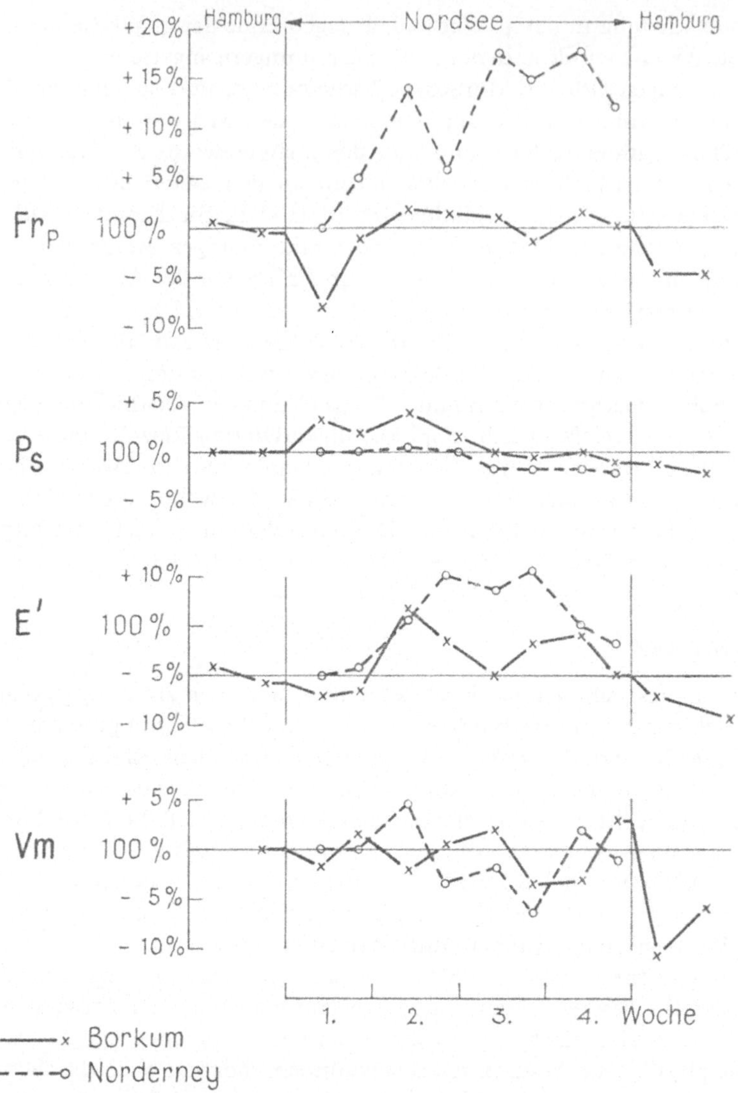

Abb. 23 Kreislaufänderung beim Aufenthalt im Nordseeklima.
Der mittlere Verlauf der Pulsfrequenz (Fr_p), des systolischen Blutdrucks (P_s), des elastischen Kreislaufwiderstandes (E') und des Ruheminutenvolumens (Vm) von 26 bzw. 28 Patienten aus Hamburg bzw. dem Ruhrgebiet vor, während und nach einem vierwöchigen Aufenthalt auf ostfriesischen Inseln.

angesehen werden mußten.) Bei den wenigen einwandfreien Meßreihen nahm sie im Gegensatz zum Hochgebirge nicht vorübergehend ab, sondern zeigte eine kontinuierliche Zunahme, die im Vergleich mit den Kontrollversuchen etwas über den Übungseffekt hinausging. Ein Beispiel zeigt Abb. 18*).

Im Gegensatz zum Hochgebirgsaufenthalt waren an der Nordsee bei allen Patientengruppen die Beschwerden in den ersten Tagen weniger von Unruhe und Schlaflosigkeit, sondern mehr von Unlust und Müdigkeit und uncharakteristischen Allgemeinsymptomen bestimmt, ohne daß akute Krankheitserscheinungen manifest wurden. Nach einer relativ stillen Zeit in der 1. und 2. Woche häuften sich die interkurrenten Erkrankungen wieder in der 3. Aufenthaltswoche (Abb. 16). Zu dieser Zeit standen auch an der See die Aktivierungen chronisch entzündlicher Prozesse an erster Stelle. Subjektiv wurde jetzt im Gegensatz zu den ersten Tagen über Unruhegefühl, Herzklopfen, gesteigerte Erregbarkeit und Nervosität geklagt. Mehrfach wurden Migräneanfälle und tetanoide Zustände in der 3. Woche beobachtet. Besonders auffällig waren die Beschwerden bei denjenigen Patienten, die schon vor der Reise durch leichte Erregbarkeit, Schweißneigung, Tachycardien, Kloßgefühl im Hals usw. bei nicht oder nicht sicher erhöhtem Grundumsatz charakterisiert waren. Auch Schlafstörungen traten in der 3. Woche auf. Insgesamt war das Schlafbedürfnis deutlich vermindert. Im Gegensatz zum Hochgebirge zeigten die Patienten zu diesem Zeitabschnitt eine erhöhte Aktivität und Unternehmungslust.

In der 4. Aufenthaltswoche nahmen die Beschwerden wieder sichtlich ab, interkurrente Erkrankungen traten in den drei vorliegenden Versuchsreihen nicht mehr auf. An der See wie im Hochgebirge hatte man in der vierten Woche den Eindruck, daß sich nun eine gewisse Ausgeglichenheit und Zufriedenheit bei den Versuchspersonen eingestellt hatte.

C. Untersuchungen nach der Rückkehr und Beobachtungen über den Kurerfolg

Im Anschluß an vier Versuchsreisen konnten am Heimatort je zwei bis drei Nachuntersuchungen an jedem Patienten vorgenommen werden (Tab. 1). Die erste davon fand innerhalb der ersten Woche, die zweite und dritte

*) Inzwischen wurden von U. Fritz im Rahmen einer Dissertation Lungenfunktionsprüfungen an Kurpatienten in Hannover und Wyk auf Föhr durchgeführt, die bestätigen, daß an der Nordsee die Zunahme von Vitalkapazität und maximaler Exspirationsstromstärke schon in den ersten Aufenthaltstagen einsetzt.

innerhalb der ersten drei Wochen nach der Rückkehr statt. Ergänzend wurden Messungen an 7 weiteren Personen herangezogen, die vor Antritt eines mehrwöchigen Urlaubs an der See oder im Gebirge bereits mehrfach voruntersucht waren und dann nach der Rückkehr an den Heimatort über 4 Wochen je 9mal nachuntersucht wurden.

Die allgemeine Ansicht, daß mit Vollendung der Akklimatisation der erworbene Funktionszustand in unveränderter Form an den Heimatort mitgenommen wird, bestätigte sich nicht. In den Ruhemeßwerten zeigte sich, daß weder die Endeinstellungen im fremden Klima beibehalten noch die Vorwerte, die vor Antritt der Reise bestanden, wieder gefunden wurden. Nach allen Reisen, sowohl an die Nordsee als auch ins Hochgebirge, fanden sich gleichsinnige Veränderungen am Ruhekreislauf: Eine relative Bradycardie, ein deutlich verkleinertes Herzminutenvolumen, ein gegenüber den Vorwerten erniedrigter elastischer Kreislaufwiderstand und nach dem Hochgebirgsaufenthalt eine im Mittel unveränderte Ruhe-Atemfrequenz. Insgesamt tendierten die Kreislaufmeßwerte nach der Rückkehr zu einer sogenannten »vagotonen Kreislaufeinstellung« im Sinne WEZLERS (208).

Die gleichen Umstellungen sind auch an den 7 Rückkehrern aus dem Urlaub in Abb. 24 zu erkennen. Drei von ihnen hatten 3 bis 4 Wochen in den Alpen verbracht, drei weitere 14 Tage bis 3 Wochen an der See, einer 4 Wochen im Harz. Die über 4 Wochen ausgedehnten Nachuntersuchungen zeigten, daß der »Rückkehreffekt« besonders im Herzminutenvolumen bis zu 10 Tagen anhält.

In den Kreislaufbelastungsproben, die nur nach der Rückkehr aus dem Hochgebirge nach Hamburg bzw. Innsbruck durchgeführt werden konnten, zeigten sich auffallend schwache, z. T. stark »gedämpfte« Reaktionen (Abb. 19). Die Pulsfrequenz im Stehversuch stieg nur träge und gering an. Die Herzminutenvolumensteigerung bei Sauerstoffmangelatmung war minimal. In einem Fall kam es zum Kollaps im Stehversuch bei einem Patienten, der während des Hochgebirgsaufenthaltes regelmäßig unauffällige Reaktionen gezeigt hatte. Praktisch unverändert hoch blieb dagegen die Vitalkapazität. Erhalten blieb auch die in der 4. Woche des Klimaaufenthaltes bei den einzelnen Patienten erreichte Annäherung der Einzelmeßwerte an einen normalen Mittelwert. In allen Patientengruppen war die quadratische Abweichung σ der Nachwerte von dem im Normalbereich liegenden Gruppenmittelwert deutlich kleiner als die der Vorwerte (s. Kap. IV B »Anpassung als Ökonomisierungsvorgang«).

Obwohl außer einem Kollaps im Stehversuch keine pathologischen Erscheinungen in den ersten 14 Tagen nach der Rückkehr manifest wurden, ent-

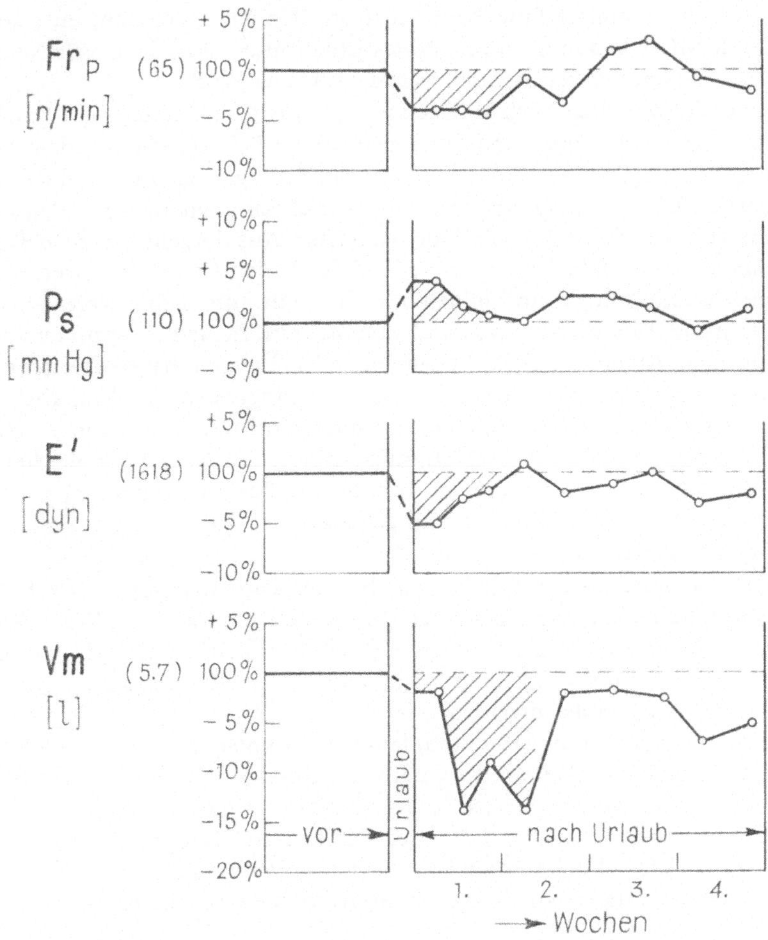

Abb. 24 Kreislaufveränderungen nach Rückkehr aus einem fremden Klima. Prozentuale Abweichung der Pulsfrequenz (Fr), des systolischen Blutdrucks (P_s), des elastischen Kreislaufwiderstandes (E') und des Ruheminutenvolumens (Vm) nach Rückkehr von der Urlaubsreise gegenüber den Vorwerten vor Urlaubsantritt. Mittelwerte von sieben Personen. Schraffiert der sog. Rückkehreffekt.

stand doch der Eindruck, daß die Zeit der »Reklimatisation« (v. NEERGAARD 146) eine Periode erhöhter Empfindlichkeit ist. Die Patienten berichteten von vorübergehender Heiserkeit, von Kopfschmerzen und Schwächegefühl.

Auch die gesunden Studenten gaben in überwiegender Zahl eine auffallende Müdigkeit und ein verstärktes Schlafbedürfnis nach der Rückkehr an. Diese Symptome verschwanden etwa nach einer Woche.

Über den weiteren Verlauf liegen nur subjektive katamnestische Erhebungen durch Fragebögen und durch persönliche Rücksprache mit dem Hausarzt vor. Bei der Versuchsreise nach Igls (Tirol) gelang eine fast lückenlose Feststellung des Gesundheitszustandes in Zusammenarbeit mit den Hausärzten bis zu 7 Monaten nach der Rückkehr. Aus ihr geht hervor, daß nach einem halben Jahr bei einem Sechstel der Patienten die Beschwerden, die den Verschickungsgrund bildeten, nicht mehr aufgetreten waren. Bei der Hälfte der Patienten bestand noch eine wesentliche Besserung und ununterbrochene Arbeitsfähigkeit, bei einem Sechstel waren die Beschwerden wie vor der Kur, ein weiteres Sechstel ließ eine Progredienz des Krankheitsverlaufs erkennen. Diese Zahlen unterschieden sich wesentlich von denen am Ende der Kur bei der Abschlußuntersuchung. Ein Drittel der gleichen Patientengruppe hatte zu diesem Termin ihre Beschwerden völlig verloren, die Hälfte fühlte sich wesentlich gebessert, 3 Patienten unverändert und nur eine Patientin verschlechtert.

Die katamnestischen Erhebungen bei der Patientengruppe aus Seefeld (Tirol) hatten ein ähnliches Ergebnis. Zwei Drittel waren am Kurende subjektiv beschwerdefrei, 4 Wochen nach der Rückkehr fühlte sich noch etwa die Hälfte gesund. Ein Patient zeigte weder während noch nach der Kur eine Besserung seiner Beschwerden.

Bei der Nordseegruppe (Borkum) lauteten die entsprechenden Zahlen 53% am Kurende, 39% 4 Wochen nach der Rückkehr, während 5 Patienten weder auf Borkum noch nach der Rückkehr eine Besserung zeigten.

Auf Norderney war die Hälfte der Kranken am Kurende beschwerdefrei, etwa ein Fünftel ließ während des ganzen Kuraufenthaltes keine Besserung erkennen. Katamnestische Erhebungen konnten bei dieser Gruppe nicht ausgeführt werden.

Weiterhin ist bemerkenswert, daß von einigen Patienten erst *nach* der Rückkehr eine spürbare Besserung bzw. Beschwerdefreiheit angegeben wurde. In der Gruppe Igls (Tirol) waren es 2, in der Gruppe Seefeld (Tirol) 5 und in der Gruppe Borkum (Nordsee) ebenfalls 5 Personen, insgesamt also fast 15% von 82 Patienten.

Es würde zu weit führen, die Katamnesen aller 110 Patienten im einzelnen aufzuführen und die Symptombilder mit dem Kurerfolg zu vergleichen. Deswegen sollen nur diejenigen Patienten kasuistisch besprochen werden, die weder während noch nach der Kur einen therapeutischen Erfolg erkennen ließen.

1. (Hochgebirge) 33jähriger, asthenischer Patient. Seit Jahren Neigung zu Durchfällen, Schwindelgefühl bei Lagewechsel, Herzklopfen, Blutdruck 105/50 mm Hg bei einer Frequenz um 60/min. Röntgenologisch an Herz und Lungen kein pathologischer Befund. Auskultatorisch reine Herztöne, keine Geräusche. Elektrokardiographisch: Normtyp ohne sichere Schädigungszeichen. Im Kreislaufbelastungsversuch hypotone Regulationsstörung mit stärkerem Anstieg der Pulsfrequenz im Stehen und Abflachung der T-Wellen im EKG. Blutbild und Urinbefund unauffällig. Mehrere dentale Herde.
2. (Hochgebirge) 40jährige, leptosome Patientin. Zustand nach schwerer Blutungsanämie und Uterusexstirpation. Seit einem Jahr Stiche in der Herzgegend, Schweißneigung, Schwindelgefühl bei Lagewechsel, Oppressionsgefühl, Schlafstörungen. Druckschmerz der linken Intercostalmuskulatur. Röntgenologisch an Herz und Lungen kein pathologischer Befund. Vitalkapazität 3500 ccm, max. Atemstoß 7 l/sec. Auskultatorisch reine Herztöne, keine pathologischen Geräusche. Im EKG fiel im Stehen bei deutlich beschleunigter Pulsfrequenz eine ST-Senkung in den Extremitätenableitungen auf, die im Liegen wieder verschwand. Blutdruck um 110/75 mm Hg. BSG 9 mm, Hb 95%, Ery 4,16 Mill., Leuko 6800. Urin o. B.
3. (Nordsee) 38jähriger, asthenischer Patient, der seit vier Jahren unter anfallsweise, besonders nachts auftretenden Zuständen von Angstgefühl und Herzklopfen, meist verbunden mit stenocardischen Beschwerden litt. Schweißneigung, Schlafstörung, Lufthunger, zunehmende Nervosität. Röntgenologisch an Herz und Lungen kein pathologischer Befund. Vitalkapazität 4200 ccm. max. Atemstoß 8,7 l/sec. Im EKG auch nach Belastung keine sicheren Schädigungszeichen. Der Kreislaufbelastungsversuch ergab eine hypertone Regulationsstörung mit Blutdruckanstieg von 115 auf 135 bis 140 mm Hg systolisch im Stehen. Auskultatorisch reine Herztöne, keine Geräuschphänomene. BSG 3 mm, Hb 105%, Ery 4,9 Mill., Ca im Serum normal. Urin o. B. Die röntgenologische Untersuchung der Nasennebenhöhlen ergab Zeichen einer chronischen Sinusitis maxillaris rechts, die aber während des Nordseeaufenthaltes nicht exacerbierte.
4. (Nordsee) 45jährige leptosome Patientin, die wegen rezidivierender Schwindelanfälle, stenocardischer Beschwerden mit Angstgefühl, Herzklopfen, Schweißneigung, Atemnot bei Anstrengung und Schlafstörungen verschickt worden war. Röntgenologisch an Herz und Lungen kein pathologischer Befund. Auskultatorisch reine Herztöne, keine pathologischen Geräusche. Im EKG angedeutete Senkung von ST_{III}, vereinzelt supraventrikuläre kompensierte Extrasystolen. BSG 12 mm, Hb 85%, Ery 4,6 Mill., Urin o. B.
5. (Nordsee) 33jährige asthenische Patientin, bei der mehrfach tetanoide Anfälle aufgetreten waren. Atemnot bei Anstrengung, Schlafstörungen, Unruhegefühl und vermehrte Nervosität waren der Anlaß zur Verschickung. Außerdem bestand eine Dysmenorrhoe. Röntgenologisch an Herz und Lungen kein pathologischer Befund. Extremitätenableitungen des EKG unauffällig, QT-Dauer nicht verlängert. Herztöne rein, keine Geräusche. Lebhafte Reflexe.

Chvostek (+). Leichter Fingertremor. Trousseau Ø. BSG 4 mm, Hb 92%, Ery 4,6 Mill. Ca im Serum normal. Hyperventilationsversuch (+). Während der Kur kam es zweimal zu tetanoiden Zuständen, die mit Ca i. v. schnell coupiert werden konnten, ebenfalls während der Rückreise und nach der Heimkehr.

6. (Nordsee) 22jährige asthenische, untergewichtige Patientin, die wegen allgemeiner Schwäche, Atemnot bei Anstrengung, Herzklopfen und Schlafstörung, die sich im Anschluß an einen fieberhaften Infekt drei Monate vor Abreise verstärkt hatten, verschickt worden war. Röntgenologisch an Herz und Lungen kein pathologischer Befund. Auskultatorisch reine Töne, keine Geräusche. Im EKG keine sicheren Schädigungszeichen. BSG 9 mm, Hb 94%. Urin o. B. Lebhafte, seitengleiche Reflexe. Außerdem Symptome einer chronischen Sinusitis frontalis, die sich in der dritten Kurwoche verstärkten.
7. (Nordsee) 27jährige asthenische Patientin, die wegen allgemeiner Schwäche, Nervosität, Gewichtsabnahme, Atemnot bei Anstrengung, Schweißneigung sowie rezidivierenden Cystitiden verschickt worden war. Röntgenologisch an Herz und Lungen kein pathologischer Befund. Auskultatorisch unauffälliges Herz. Im EKG keine sicheren Schädigungszeichen. BSG 4 mm, Hb 88%, Ery 4,5 Mill., Leuko 7200 mit unauffälligem Differentialblutbild. Grundumsatz + 9%, lebhafte, seitengleiche Reflexe. Im Urin E. Ø, Z. Ø, im Sediment vermehrt Leukocyten.

Es erscheint nicht möglich, aus den vielseitigen und mehr oder weniger indifferenten Symptomen dieser 7 Patienten Rückschlüsse auf die Ursachen der erfolglosen Kurbehandlung zu ziehen. Die beiden Mißerfolge im Hochgebirge wiesen Zeichen einer hypotonen Kreislaufregulationsstörung auf. Die 5 Mißerfolge an der Nordsee ließen sich nicht in ein bestimmtes Schema einordnen. Sie zeichneten sich allerdings alle fünf durch einen relativ hohen elastischen Kreislaufwiderstand bei den Voruntersuchungen aus. Von den zwei erfolglos ins Hochgebirge verschickten Personen wies der eine den niedrigsten E' der ganzen Patientengruppe auf, die andere Patientin dagegen einen relativ hohen E'.

Diejenigen Patienten, die ihre Beschwerden für längere Zeit durch den Nordseeaufenthalt verloren, hatten mit einer Ausnahme vor Reiseantritt einen verhältnismäßig niedrigen E', die Kurerfolge im Hochgebirge mit 3 Ausnahmen dagegen einen relativ hohen E'. Im Mittel betrug der E' zum Reiseantritt bei den Patienten mit erfolgreichem Nordseeaufenthalt auf Norderney 1683 dyn, auf Borkum 1540 dyn, dagegen bei den Kranken mit erfolgreichem Hochgebirgsaufenthalt in Seefeld 2140 und in Igls 1814 dyn. Das durchschnittliche Alter der Patienten mit deutlichem Kurerfolg zeigte zwischen Nordsee (42 bzw. 36 J.) und Hochgebirge (40 bzw. 33 J.) keine wesentlichen Unterschiede (s. a. Kap. IV, C).

Interessant erscheint auch das Verhältnis von Kurerfolg zu chronisch entzündlichen Prozessen, die als Foci angesehen werden. Bei der Gruppe in Igls (Tirol) konnte in Zusammenarbeit mit den Innsbrucker Universitätskliniken eine gründliche Focussuche vorgenommen werden. Bei 5 der Patienten bestand der dringende Verdacht auf einen Focus, bei weiteren 2 war ein fokaltoxischer Einfluß nicht auszuschließen. 4 der 5 sicheren Fokalinfektionen exacerbierten während der Kur. Trotzdem gehörten 3 von diesen Patienten zu denjenigen, die ihre Beschwerden für über ein halbes Jahr völlig verloren. Der 5. und 2 weitere Patienten, bei denen ein Focus nicht auszuschließen war, zeigten nur eine vorübergehende Besserung ihrer Allgemeinbeschwerden.

Von den insgesamt 7 völlig nutzlos verschickten Patienten sämtlicher Versuchsreisen ließen sich bei 3 Personen sichere und bei einem weiteren fragliche chronisch entzündliche Prozesse nachweisen. Der 5. Mißerfolg (Nordsee) betraf allgemeine vegetative Störungen, der 6. (Nordsee) tetanoide Anfälle zusammen mit einer Dysmenorrhoe, der 7. (Tirol) einen Zustand nach Blutungsanämie und Uterusexstirpation und wahrscheinlich ein Wurzelirritationssyndrom.

Auch bei den als gesund angesehenen Studenten traten Aktivierungen chronischer Entzündungen auf. 2 von 20 erkrankten fast gleichzeitig gegen Ende der 1. Höhenwoche in 2000 m an einer Parodontitis mit Abszeßbildung, die eine Incision notwendig machte. In der 3. Höhenwoche wurden 1957 und 1959 je eine Tonsillitis, 1959 außerdem eine Aktivierung einer chronischen Sinusitis frontalis beobachtet.

Einem chronisch entzündlichen Focalinfekt kommt demnach in unseren Versuchsreihen nur ein mittelbarer Einfluß auf den Kurerfolg zu, als durch die fast regelmäßige Exacerbation Kurzeit verlorengeht. Das Phänomen der Aktivierung chronischer Entzündungen im Verlauf der Akklimatisation soll später ausführlicher diskutiert werden, das Problem der Fokaltoxikose selbst überschreitet den Rahmen der vorliegenden Arbeit.

Die Frage des »Kurerfolges« bedarf noch einer Bewertung. Legt man die Katamnese, also das subjektive Befinden der Patienten, das Urteil des Hausarztes und die Arbeitsfähigkeit nach der Kur zugrunde, so ergibt sich, daß 48 von 82 Kranken einen deutlichen Erfolg noch 4 Wochen nach der Rückkehr erkennen ließen (58,5%). Von den 29 Patienten der Gruppe Igls hielt eine Besserung und Arbeitsfähigkeit über ein halbes Jahr bei 14, also der Hälfte, an. Dieses Urteil der Besserung wurde vom Hausarzt im Vergleich zum Gesundheitszustand vor der Kur gefällt. Um zu prüfen, ob dieser Erfolg als gut oder nicht zu bezeichnen ist, muß erstens die Auswahl der Kranken berücksichtigt werden, die fast alle schon vorher erfolglos behandelt worden waren, zweitens das Fehlen jeder zusätzlichen Behandlung am Kurort eingerechnet werden, und drittens beachtet werden, daß neuerliche, nicht mit dem Verschickungsleiden in Zusammenhang stehende Erkrankungen nach der Kur ebenfalls zu den Mißerfolgen gerechnet wurden. Außerdem bestanden bei einigen Patienten Leiden, deren Besserung von einer einfachen Klimakur ohne zusätzliche Behandlung nicht erwartet werden konnte.

Unter Berücksichtigung dieser Punkte darf das Ergebnis als recht gut bezeichnet werden. Allerdings liegt die Erfolgsziffer deutlich unter der üblicherweise von den Kurorten und Kurheimen angegebenen Prozentzahl. Der Grund mag in dem Unterschied zwischen dem Befinden am Kurende und in den Wochen nach der Rückkehr zu suchen sein. In den vorliegenden Meßreihen nahmen schon gleich nach der Rückkehr die deutlichen Besserungen von 67% auf 58% ab. Das Verhältnis verschiebt sich noch weiter, wenn man nicht die Beschwerden vor der Abreise, sondern den deutlich verschlechterten Zustand nach der Ankunft am Kurort (Abb. 16) zugrunde legt, auf den der Kurarzt bei der Beurteilung angewiesen ist. Dagegen decken sich die vorliegenden Zahlen mit den kürzlich von Delius, Grandmann, Kempe und Stoltenberg (30) veröffentlichten Befunden bei Kreislaufkranken. Sie berichten über 55—60% anhaltende subjektive Besserungen nach Kohlensäurebadekuren in Bad Oeynhausen.

IV. Diskussion der Untersuchungsergebnisse

Die therapeutische Wirkung einer Klimakur wird ebenso wie die einer Bäder- oder Übungstherapie erst durch vielfache Wiederholungen kurzfristiger Expositionen oder durch den Aufenthalt über längere Zeit im fremden Klima erreicht. Hierin besteht ein grundsätzlicher Unterschied zur medikamentösen Therapie. Bei letzterer entspricht die akute Einwirkung der chemischen Substanz dem therapeutischen Ziel. Die direkte Wirkung der Droge steht deshalb im Mittelpunkt des Interesses. Der Klimaeinfluß dagegen kann primär sogar einer Belastung mit unerwünschter Direktwirkung entsprechen (Abkühlung an der See, Sauerstoffmangel in der Höhe, Erythem in der Heliotherapie). Vom therapeutischen Standpunkt aus interessiert weniger dieser momentane Einfluß als vielmehr die *Anpassung* an den in regelmäßigen Abständen wiederholten oder über längere Zeit anhaltenden klimatischen Einfluß. Halhuber (64) hat die Klimatherapie als eine »gezielte Nutzung der Anpassung an das fremde Klima« definiert. Vom therapeutischen Standpunkt aus muß sich demnach das Interesse auf die Vorgänge der *Anpassung* an ungewohnte klimatische Bedingungen konzentrieren. Die folgenden Kapitel beschäftigen sich aus diesem Grunde vorwiegend mit den Erscheinungen der Reaktion auf die anhaltenden Einflüsse des Hochgebirgs- und Nordseeklimas, weniger mit den direkten und primären Wirkungen der einzelnen Klimafaktoren auf den Menschen.

A. Anpassung als phasisches Phänomen

Alle in den vorangehenden Kapiteln im einzelnen beschriebenen Meßwerte von Kreislauf, Atmung, endokrinem System, Blut, Stoffwechsel und animalischem Nervensystem zeigten während des Klimaaufenthaltes mehrfache Schwankungen. In keinem einzigen Fall wurde mit dem Klimawechsel eine einmalige Veränderung erkennbar, die dann wenigstens während des Klimaaufenthaltes gleichmäßig bestehen blieb. Besonders eindrucksvoll erkennt man das Phänomen des phasischen Verlaufs der *Anpassung im Hochgebirge* an Höhen um 2000 m.
Schon unmittelbar nach der Ankunft in der Höhe ließ sich am Kreislauf eine 2phasige Umstellung beobachten, die zuerst als »Vagotonie«, dann als »Amphotonie« imponierte und deren Dauer nur Stunden betrug. Sie

kam am deutlichsten im Herzminutenvolumen zum Ausdruck und ging weit über die Vm-Streuung hinaus, die an Kontrollpersonen im Tagesgang ohne Höhenwechsel gewonnen wurde (JUNGMANN 92). Vom 2. Höhentag an fanden sich keine Minutenvolumensteigerungen mehr, dafür in allen Meßreihen eine vorübergehende Zunahme des elastischen Kreislaufwiderstandes, dessen Ausmaß von der Stärke des Klimawechsels abhing.

Zur gleichen Zeit zeigte sich eine signifikante Abnahme der Vitalkapazität und eine Minderung der maximalen Atemstoßkraft. Bei unveränderter oder verlangsamter Ruhe-Atemfrequenz (Abb. 8) wurde in dieser Phase von MERMOD (136), LOEWY (127), DELIUS, OPITZ und SCHOEDEL (31) u. a. eine vertiefte Atmung nachgewiesen, hervorgerufen durch eine gesteigerte Sensibilität des Atemzentrums gegen Sauerstoffmangel (BECKER-FREYSING und Mitarbeiter 10) und Kohlensäure (KELLOGG und Mitarbeiter 106). Infolge der vermehrten Abatmung von CO_2 kommt es auch schon in 1800 m Höhe zu einer verminderten CO_2-Spannung in den Alveolen (BARCROFT 9, WINTERSTEIN 216), und es entsteht, forciert durch körperliche Anstrengung, eine respiratorische Alkalose, die sogenannte Alkalosewelle nach GRANDJEAN (56).

Schon am 1. Höhentag wird Blut aus den Depots ausgeschwemmt (WIESINGER und TOBLER 215), gleichzeitig setzt eine echte Steigerung der Erythropoese ein, die bereits in 2000 m Höhe zu einem über 14 Tage anhaltenden larvierten Eisenmangel führt. Die Messungen auf dem Patscherkofel und die noch unveröffentlichten Nachprüfungen in Obergurgl 1958 (F. GABL) zeigten im Eisenbelastungstest einen sicheren Anstieg der Ferroresorption gegenüber den Kontrollpersonen.

Im Stoffwechsel wurde zu diesem Termin von HOLMQUIST (83), WIESINGER und SCHERTENLEIB (214), CORDIER und PERÈS (22) eine Erhöhung des Nüchternblutzuckers bei verbesserter Glucosetoleranz (SCHÄFFLER und FLURY 177) gefunden, in Einzelfällen auch Erhöhungen des Grundumsatzes (KEYS 110, FREYDBERG 43). STÄUBLI und JAQUET (194), später auch STÄMPFLI und EBERLE (192) beschrieben eine vermehrte Wasserausscheidung in dieser Phase. Die auffallende Gewichtsabnahme unserer Versuchspersonen während der ersten Höhentage in Obergurgl (Abb. 14) dürfte in erster Linie auf einen Wasserverlust zurückzuführen sein.

Die in den ersten Höhentagen vermehrte Ausscheidung von PORTER-SILBER-Chromogenen im Harn (Abb. 8) zeigt, daß die von KOLLER und Mitarbeiter (114) in 3500 m gemessene Aktivierung der Nebennierenrindenfunktion mit Eosinophilenabfall, Leukozytose und vermehrter Ausscheidung von 17-keto-Steroiden sowie Steroiden mit Dioxyacetonseitenkette im Harn auch in 2000 m Höhe auftritt.

Bei den subjektiven Beschwerden der Patienten dominierten die Zeichen einer gesteigerten Erregbarkeit (Abb. 12) mit Schlaflosigkeit, Herzsensationen und Fingertremor. Schon in 1000 m Höhe kam es bei disponierten Patienten zu tetanoiden Anfällen. Kranke mit Schilddrüsenüberfunktionen zeigten vorübergehend deutliche Verschlimmerungen (STÄUBLI 193, HOLMQUIST 83, HAUS und JUNGMANN 70).
Die in Obergurgl zu dieser Zeit gemessene Verkürzung der Reaktionszeit und die Erhöhung der Flimmergrenze und Verschmelzungsgrenze in Igls und auf dem Patscherkofel fügen sich in das Bild der besonders von FLEISCH und GRANDJEAN (38) sowie WIESINGER (212) in 3500 m Höhe beobachteten Empfindlichkeitszunahme aller Sinnesorgane. Die Muskeldehnungsreflexe waren zu dieser Zeit auch in 1850 m Höhe gesteigert (GRANDJEAN 55).
An klinischen Manifestationen fielen vereinzelte Herzrhythmusstörungen (Extrasystolen, AV-Rhythmus), wie sie in 3500 m auch von GRANDJEAN (57) registriert wurden, in diese Zeit. Gegen Ende dieser Phase kamen die ersten Aktivierungen chronischer Entzündungen zum Ausbruch (Abb. 12 und 16). Beobachtet wurden: Tonsillitiden, Sinusitiden, Zahnwurzelhautentzündungen mit Abszeßbildungen, meist Exacerbationen sogenannter Fokalinfekte, und Bronchitiden.
Auch dieser in den ersten Höhentagen entwickelte Funktionszustand war nicht endgültig. Er hielt bei Höhenfremden bis zu 10 Tagen an. Ihm folgte eine relativ stille Zeit mit Verschwinden subjektiver Beschwerden, Rückgang des anfangs erhöhten Arterientonus (E'), unauffälligem Ausfall der Belastungstests und bei gesunden, sportgewohnten Studenten einer Abnahme der Ruhepulsfrequenz und des Ruheminutenvolumens des Herzens. Grundumsatzsteigerungen waren jetzt nicht mehr nachzuweisen (KEYS 110), die Ansprechbarkeit der Schilddrüse auf thyreotropes Vorderlappenhormon nahm deutlich ab (HOLMQUIST 83, MARK 131). Die Cortisolausscheidung entsprach etwa den Talwerten (Abb. 8). Der Tonus der Skelettmuskulatur verminderte sich (FLEISCH und GRANDJEAN 38). Dagegen blieb die Vitalkapazität immer noch erniedrigt, der Atemstoß ebenfalls (Abb. 10, 11, 17). Die Empfindlichkeit des Atemzentrums gegen CO_2 und O_2 war zu dieser Zeit noch erhöht (GRANDJEAN 55, KEYS 110, KELLOGG und Mitarbeiter 106, VERZAR, DÖTSCH und VÖGTLI 203). Ebenso bestand in unseren Untersuchungen noch der larvierte Eisenmangel als Hinweis auf eine gesteigerte Erythropoese. Der initiale Körpergewichtsverlust wurde nur z. T. wieder ausgeglichen (Abb. 14).
Dieser »stillen Zeit« schloß sich gegen Ende der 3. Hochgebirgswoche eine Phase an, die in ihrem Erscheinungsbild der sogenannten Kurreaktion bei Badekuren entsprach (KÜHNAU und Mitarbeiter 119, AMELUNG 3,

Inama 87, Jungmann 98, Hildebrandt 76 u. a.). Der elastische Kreislaufwiderstand erreichte jetzt ein Minimum in allen Versuchsreihen (Abb. 28). Die Reaktionen in den Belastungsversuchen wurden wieder stärker (Abb. 19). Åstrand und Åstrand (219) beobachteten in 4200 m Höhe am 21. Tag so »unusually high heart rates« unter körperlicher Arbeit, daß sie sie für Meßfehler hielten und nicht in die Berechnung der Mittelwerte aufnahmen, ohne das Phänomen weiter zu diskutieren. Wiederum ließen sich auch bei den Studenten vereinzelte Herzrhythmusstörungen besonders im Belastungsversuch registrieren (Abb. 20–22). Erneut zeigten sich Zunahmen der Nebennierenrindenaktivität (Abb. 8). Noch immer bestanden in 2000 m Höhe Zeichen einer larvierten Sideropenie. Die Vitalkapazität und der Atemstoß begannen eben anzusteigen. Die Beschwerden der Patienten nahmen wieder zu (Abb. 12 und 16). Subjektiv stand Abgeschlagenheit, Hinfälligkeit und Lustlosigkeit im Vordergrund (Abb. 12). Neuerlich wurden klinische Erkrankungen manifest, wiederum meist Exacerbationen chronischer Entzündungen (Abb. 12). Von Amelung (3) wurde im Mittelgebirge zu diesem Termin eine von Bieling beschriebene »Akklimatisationslymphozytose« bestätigt sowie eine verstärkte Reaktion auf den »Strahlungstest« (Amelung und Best 5). Da unseres Wissens kaum Meßreihen anderer Autoren fortlaufend über mehr als 10 bis 14 Tage im Hochgebirge vorliegen, ist es nicht möglich, ausführliche Vergleiche zu früheren Befunden vorzunehmen. Durig beschrieb 1904 am Monte Rosa »außerordentlich labile Pulsfrequenzen um den 20. Höhentag« (34).

Diese Periode bedeutet nach den vorliegenden Erfahrungen eine Art Wendepunkt im Verlauf der Klimakur. Ihr folgte in der 4. Woche eine Phase der »Normalisierung«, gekennzeichnet durch einen Wiederanstieg des Arterientonus (E'), Annäherung des Ruheminutenvolumens an Ausgangswerte, Abnahme der Reaktionen bei Belastungen, normale und ausgeglichene Nebennierenrindenfunktion und eine eindeutige Zunahme der Vitalkapazität und des Atemstoßes über die Ausgangswerte hinaus. Subjektiv wurden zu diesem Termin nur noch selten Beschwerden geäußert (Abb. 12 und 16). Eine gewisse Ausgeglichenheit kennzeichnete das psychische Verhalten.

Die hier diskutierten Versuchsreihen enden mit dieser Phase der Anpassung an fremde Klimate. Nach empirischer Erfahrung werden auch bei einer Verlängerung der Kuren bis zu 6 Wochen keine Anzeichen einer weiteren Funktionsumstellung beobachtet. Daraus kann allerdings nicht ohne weiteres geschlossen werden, daß die jetzt erreichte Funktionseinstellung endgültig ist. In Obergurgl konnten an 8 vollständig höhenakklimatisierten Personen (Angestellte des Bundessportheimes) 24 Kreislaufuntersuchungen durchgeführt werden, deren Ergebnis in Tabelle 2 aufgeführt ist. Aus dieser stichprobenartigen Messung an Personen, die altersmäßig den Versuchsgruppen etwa entsprachen, ist zumindest zu entnehmen, daß ein ständig erniedrigter Arterientonus (E') nicht zu den typischen Kennzeichen der Höhenakklimatisierten gehört. Es ist also möglich, daß sich nach dem Minimum des elastischen Kreislaufwiderstandes in der 3. Höhenwoche eine kontinuierliche Tonuszunahme entwickelt, die vielleicht sogar über die Ausgangswerte hinausgeht und von der in den vorliegenden Meßreihen nur der Beginn erfaßt wurde. Auch in den Voruntersuchungen der Gruppe Innsbrucker Studenten, die durch den mehrmonatigen Aufenthalt in den Alpen bereits mehr oder weniger an das Hochgebirge akklimatisiert waren, fiel ein für das Alter relativ hoher Absolutwert des E' auf (Abb. 28), der deutlich über den von WEZLER (209) mitgeteilten Altersnormalwerten und auch über den unter vergleichbaren Bedingungen gewonnenen Hamburger Ausgangswerten der anderen Versuchsgruppen lag. Nach dem Übergang von 600 auf 2000 m kam es jedoch auch bei den Innsbruckern nach einer kurzen weiteren Steigerung zu einer statistisch signifikanten Tonussenkung.

Tabelle 2

Mittelwerte von je 3 Untersuchungen an 8 vollständig höhenangepaßten gesunden Personen (Skilehrer)

Name	Alter	Pulsfr. in Ruhe (n/min)	Pulsfr. im Stehen (n/min)	Blutdruck (mm Hg)	Vm (l)	E' (dyn)	Fr. Atmung (n/min)
Fr.	32 J.	73	93	127/80	4,43	2060	17,0
Ha.	27 J.	56	73	135/89	3,72	1900	18,3
Le.	26 J.	57	84	133/66	5,85	1530	21,3
Se.	28 J.	51	70	125/82	3,46	1730	13,2
Ru.	19 J.	67	94	128/65	5,7	1650	20,2
Er.	23 J.	62	88	128/74	4,7	1950	22,7
Ad.	19 J.	64	86,5	116/75	3,8	1870	16,2
Ot.	20 J.	68	–	126/65	7,4	1550	18,0
Mittel:		63	84	127/74,5	4,88	1780	19,4

An der Nordsee traten im Kurverlauf ebenfalls Phasen hervor. Allerdings ließ sich eine schnelle initiale Reaktion wegen der langen Anreise und des langsamen Überganges ins Nordseeklima nicht messend verfolgen. Nur in den subjektiven Krankheitssymptomen zeigte sich eine Häufung an den ersten 2 Nordseetagen. Der Vergleich mit den Untersuchungen STRAUBES (199), der beim Einbruch maritimer Kaltluftmassen mit labilen Umlagerungen eine 2-phasische Änderung der Empfindlichkeit gegen Acetylcholin und Adrenalin fand, die zeitlich etwa der 2phasischen Initialreaktion auf den Höhenwechsel entsprach, ist nur bedingt möglich.

Deutlicher wurde die sogenannte Kurreaktion in der dritten Woche mit maximalem Anstieg des elastischen Kreislaufwiderstandes und Zunahme der subjektiven Beschwerden. In der Versuchsreihe auf Borkum fanden sich 2 statistisch gesicherte Steigerungen des elastischen Kreislaufwiderstandes (Abb. 28), eine erste um den 10., eine zweite um den 20. Kurtag, die zeitlich etwa den in 2000 m Höhe gegen Ende der ersten und gegen Ende der dritten Woche beobachteten Wendepunkten der Meßwerte entsprachen.

Ein weiteres, zur Klimakur gehöriges Phänomen wird durch die Rückkehr ausgelöst. Der in allen Meßreihen beobachtete »vagotone Rückkehreffekt« schließt mit einer Dauer von etwa einer Woche die Folge von funktionellen Umstellungen im Organismus ab. Auch die Messungen an den 7 Rückkehrern aus dem Urlaub, von denen vielfache Voruntersuchungen am Heimatort vorlagen, ließen in den weiteren 3 Wochen keine neueren gerichteten Abweichungen von den Meßergebnissen vor Urlaubsantritt erkennen (Abb. 24). Ein Vergleich mit über 2 Jahre fortlaufend vorgenommenen Kreislaufuntersuchungen zeigt zwar einen Jahresrhythmus, aber keine Veränderungen mit einer Periodendauer, wie sie während der Anpassung an das Nordsee- oder Hochgebirgsklima beobachtet wurden (JUNGMANN 92).

Solche periodischen Reaktionsänderungen auf gleichmäßig wiederholte Reize sind mehrfach beschrieben worden. Nicht nur bei chronischen Erkrankungen kommt es zu intermittierenden Reaktionen, z. B. dem EPSTEINschen Fieber bei der Lymphogranulomatose, sondern auch bei überprüfbaren physikalischen Einwirkungen. Z. B. werden bei regelmäßigen Röntgenbestrahlungen Zu- und Abnahmen des Hauterythems in ähnlichen Zeitabschnitten beobachtet (SCHUBERT und HÖHNE 183). Am bekanntesten ist die »vegetative Gesamtumschaltung (HOFF) bzw. das »allgemeine Adaptationssyndrom« von SELYE (187) geworden, der phasische Ablauf der Reaktion auf einen unspezifischen oder toxischen Einfluß. Ein grundlegender Unterschied besteht allerdings insofern, als daß »AAS« nach einer Schock- und Reaktionsphase in eine finale Erschöpfungsphase ausläuft, wie sie in den hier untersuchten Klimaregionen nur bei Schwerkranken vorkommen kann (s. a. HALHUBER 64).

Die Erscheinung der sogenannten Badereaktion, einer vorübergehenden Zunahme der Krankheitserscheinungen bei regelmäßiger Anwendung von

Bädern verschiedener Heilquellen, hat schon lange die Aufmerksamkeit der Forschung erregt (Kühnau 119). Hildebrandt (74) hat kürzlich auf Grund ausführlicher Meßreihen bei Kuren mit Kohlensäurebädern auf periodische Veränderungen einer Vielzahl von Faktoren im Organismus aufmerksam gemacht. Die »kritischen Zeiten« finden sich in seinen Untersuchungen um den 10. und den 20. Kurtag, also auch zu ähnlichen Terminen wie bei der Klimaanpassung. Bieling (13) und etwa gleichzeitig Amelung (3) waren die ersten, die auch bei rein klimatischen Kuren auf solche Erscheinungen einer (Klima-) Kurreaktion hinwiesen. Amelung (3) objektivierte diese Kurreaktion durch die Akklimatisationslymphozytose und die verstärkte Reaktion auf den Strahlungstest (Amelung und Best 5). Unklarheit herrscht über den Zeitpunkt des Auftretens der Kurreaktion. Bei Badekuren sind Krisen sowohl gegen Ende der ersten Woche bzw. um den 10. Kurtag herum als auch gegen Ende der dritten Woche bzw. um den 20. Kurtag beschrieben worden. Nach neueren Untersuchungen kommen beide Termine in Frage (Hildebrandt 74). Die vorliegenden Befunde erwecken den Eindruck, daß mit zunehmender Stärke des äußeren, in diesem Fall des Klimaeinflusses, die Kurkrise am Ende der ersten Woche deutlicher wird und die am Ende der dritten Woche übertreffen kann. Dies wird besonders aus dem Vergleich der Untersuchungen an Innsbrucker Studenten mit den Messungen an Hamburger Studenten in Obergurgl ersichtlich (Abb. 7). Hildebrandt (74) nimmt auf Grund der Erfahrungen bei CO_2-Badekuren neben diesem Dosisfaktor noch einen individuellen Faktor an. Sensible Patienten zeigen vermehrt Beschwerden um den 10. Kurtag, unempfindliche dagegen um den 20. Kurtag. Beide Ansichten können sich ergänzen, da mit zunehmender Reizstärke auch die Zahl der empfindlich reagierenden Personen zunehmen muß. Zu einer genaueren Analyse dieser individuellen Unterschiede erscheint das vorliegende Material noch zu klein und die einzelnen Untersuchungsreihen zu unterschiedlich.

Als wesentliches Ergebnis darf auf jeden Fall festgestellt werden, daß in allen hier diskutierten Versuchsreihen ein phasischer Ablauf der Anpassungsvorgänge zu beobachten war, der sich über die ganzen 4 Wochen erstreckt. Die Periodendauer scheint sich dabei von der initialen Reaktion z. B. beim Höhenwechsel bis zur kritischen Phase in der dritten Woche fortlaufend zu verlängern: 1. Stunde, – 2. bis 6. Stunde, – ? – 6. bis 10. Tag, – 17. bis 22. Tag. Die Ursache für die verschiedenen Zeitintervalle ist nach den umfassenden Längsschnittuntersuchungen von Hildebrandt (74) in einer Überlagerung von rhythmischen Reaktionen unterschiedlicher Periodendauer der einzelnen Funktionssysteme zu suchen, deren Superposition zu den angegebenen Terminen auffälligere klinische Erscheinungen hervorruft. Es bestehen außerdem Hinweise, daß die von dem einzelnen Patienten tatsächlich angetroffene Witterung, also der wirksam gewordene Ausschnitt aus dem gesamten Klima des betreffenden Ortes, einen wesentlichen Einfluß auf die Ausbildung der einzelnen Phasen nimmt. Auf allen hier diskutierten Versuchsreisen wurden die meteorologischen Faktoren so vollständig wie möglich mitgemessen. Die Werte liegen am Meteorologischen Observatorium Hamburg in Form von Biometeorogrammen vor.*) Eine Ausarbeitung der Beziehungen zwischen den Phasen der Anpassung und dem Wettergeschehen muß jedoch einem Meteorologen vorbehalten bleiben und übersteigt den Rahmen der vorliegenden Arbeit.

B. Anpassung als Ökonomisierungsvorgang

Auf allen Versuchsreisen fiel auf, daß fast ohne Ausnahme sowohl gegen Ende des Klimaaufenthaltes als auch nach der Rückkehr die individuellen Einzelmeßwerte enger zusammenlagen als am Anfang oder vor der Reise (siehe z. B. Abb. 8). Diese Erscheinung einer Konzentrierung der Meßwerte im Verlauf der Klimaanpassung ist in Abb. 25 übersichtlicher zusammengestellt. Hier wurde am Beispiel des elastischen Kreislaufwiderstandes für die einzelnen Patientengruppen und der nächtlichen PSC-Ausscheidung der Hamburger Studenten in Obergurgl die quadratische Abweichung der Einzelwerte vom Gesamtmittel an jedem Meßtermin berechnet. Die Höhe der Kurven gibt ein Maß für die Uneinheitlichkeit der Einzelwerte innerhalb der Personengruppen. Ohne Ausnahme nimmt sie im Laufe der Klimaanpassung ab. Diese Streuungsabnahme setzt zwar oft gleich nach Ankunft im fremden Klima ein, wird aber erst nach einer vorübergehenden Streuungszunahme endgültig und bleibt auch nach der Rückkehr erhalten. Deutlich kommt diese Annäherung der Streuung auch bei den Faktoren zum Ausdruck, die während der wochenlangen Anpassung keine eindeutig gerichteten Veränderungen durchlaufen, z. B. bei der Pulsfrequenz, der Atemfrequenz und dem peripheren Kreislaufwiderstand.

Zwei Erscheinungen führen zu der Streuungsabnahme. Erstens nimmt die Schwankung der Meßwerte von Tag zu Tag bei ein und derselben Person, die sog. Interaktionsstreuung, ab. Die Untersuchungsbefunde am einzelnen

---

*) Die Meßwerte wurden entgegenkommenderweise vom Deutchen und Österreichischen Wetterdienst zur Verfügung gestellt und von Dr. W. Kuhnke am Meteorologischen Observatorium Hamburg zu Biometeorogrammen verarbeitet.

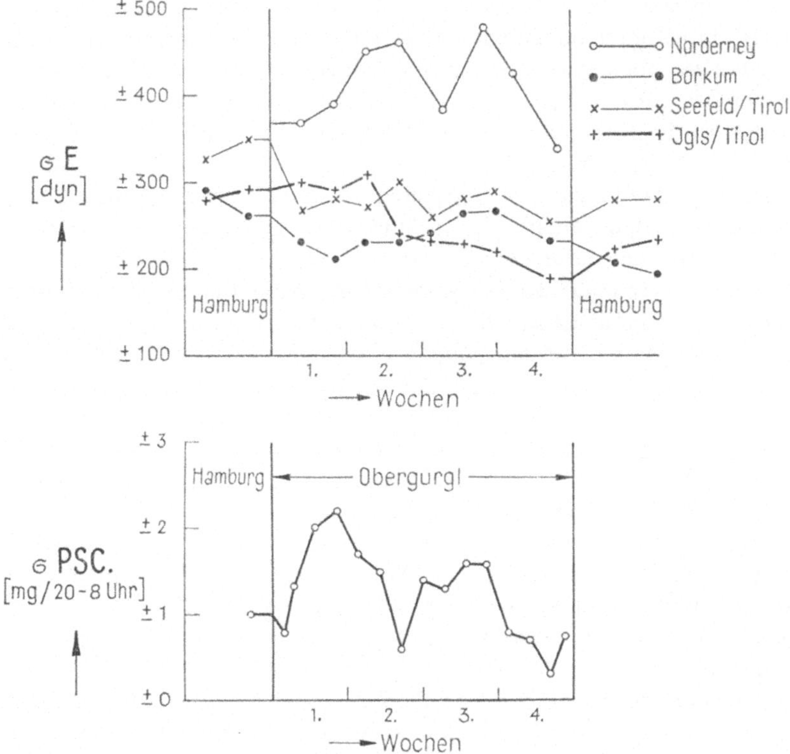

Abb. 25
Oben: Die mittlere Streuung der Einzelmeßwerte des elastischen Kreislaufwiderstandes vom Gruppenmittelwert auf allen Reisen mit Kranken. Nach z. T. deutlicher Zunahme der Streuung erfolgt regelmäßig eine Streuungsminderung in der vierten Woche und nach der Rückkehr.
Unten: Die mittlere Streuung der Einzelwerte der nächtlichen Ausscheidung der *Porter-Silber*-Chromogene im Harn vom Terminmittelwert in 2000 m Höhe läßt ebenfalls nach vorübergehender Zunahme in der ersten und dritten Woche eine Abnahme erkennen.

Menschen werden stabiler. Wesentlich stärker fällt aber ins Gewicht, daß Patienten, die vor der Reise besonders extreme Einzelwerte aufwiesen, steiler dem Normalwert zustreben als Patienten mit etwa »normalen« Ausgangswerten. Die Annäherung an mittlere Werte findet also von beiden Seiten her statt, während die Patienten mit mittleren Ausgangswerten oft keine gerichtete Tendenz erkennen lassen.

Das Phänomen einer »Normalisierung« individueller Befunde ist von erfahrenen Klimatherapeuten schon wiederholt hervorgehoben worden. HAEBERLIN (60) beobachtete an der Nordsee sowohl Abnahmen von zu hohen als auch Anstiege von zu niedrigen Blutdruckwerten. Ähnliches wurde an der Ruhepulsfrequenz festgestellt. Bisher fehlte aber u. W. ein größeres, zahlenmäßig belegtes und berechnetes Material, so daß die Behauptung einer bivalenten, stets zum Normalen führenden Klimawirkung mancherseits den Verdacht der Schönfärberei aufkommen ließ. Inzwischen ist die »Normalisierung« von FRÖHLICH (44) an der dermographischen Latenzzeit von 1632 Kindern während des Aufenthaltes an der Nordsee auch zahlenmäßig nachgewiesen worden. HILDEBRANDT (76) hat gleiche Beobachtungen an Kreislauf- und Atmungsmeßwerten während der Badekur in Bad Orb veröffentlicht. In den vorliegenden Meßreihen läßt sich die Normalisierung ohne Ausnahme an allen Meßwerten zeigen, am Kreislauf, an der Atmung, an der Cortisolausscheidung und sogar am Körpergewicht. Dieser Befund erhält dadurch besonderes Gewicht, daß vor der Abreise die betreffenden Meßwerte meist nicht pathologisch verändert waren. Die »Normalisierung« betrifft also auch eine Konzentrierung innerhalb der noch als unauffällig bezeichneten Variationsbreite und beruht nicht nur auf dem Verschwinden einzelner pathologischer Abweichungen.
Aber nicht nur in den Absolutwerten läßt sich eine Normalisierung erkennen, sondern auch in der Koordination verschiedener Funktionskreise im Organismus. Ausführlich wurden bisher von HILDEBRANDT (75) die Beziehungen zwischen Ruhepulsfrequenz und Ruheatemfrequenz untersucht. Mit zunehmender Besserung des Gesundheitszustandes nähert sich der Quotient Puls/Atmung dem ganzzahligen Verhältnis 4:1. Auch in 2000 m Höhe bewegte sich dieser Quotient bei den Hamburger Studenten von 4,8 am ersten Höhentag auf einen bei 4,1 gelegenen Mittelwert zu.
Zusammen mit HILDEBRANDT und STEINKE (78) konnte bei der Versuchsgruppe Hamburger Patienten in Igls (Tirol) sowie für Kurpatienten in Bad Orb auch für das Verhältnis von Pulsperiodendauer zur arteriellen Grundschwingungsdauer eine Annäherung an ein ganzzahliges (harmonisches) Verhältnis von 1:2, in Einzelfällen 1:3 nachgewiesen werden. In Anlehnung an die Definition der Akustik könnte hier von einer »Harmonisierung« innerhalb der Organregulationen gesprochen werden. Abb. 26 zeigt diese Harmonisierung von Puls- und Grundschwingungsdauer an den vorliegenden Meßreihen.
Solche Koordinationen von Funktionsgrößen, die nicht direkt voneinander abhängig sind, wurden mit Ausnahme der Puls/Atemfrequenz bisher kaum untersucht. Auch die Frequenz der arteriellen Grundschwingung läßt pri-

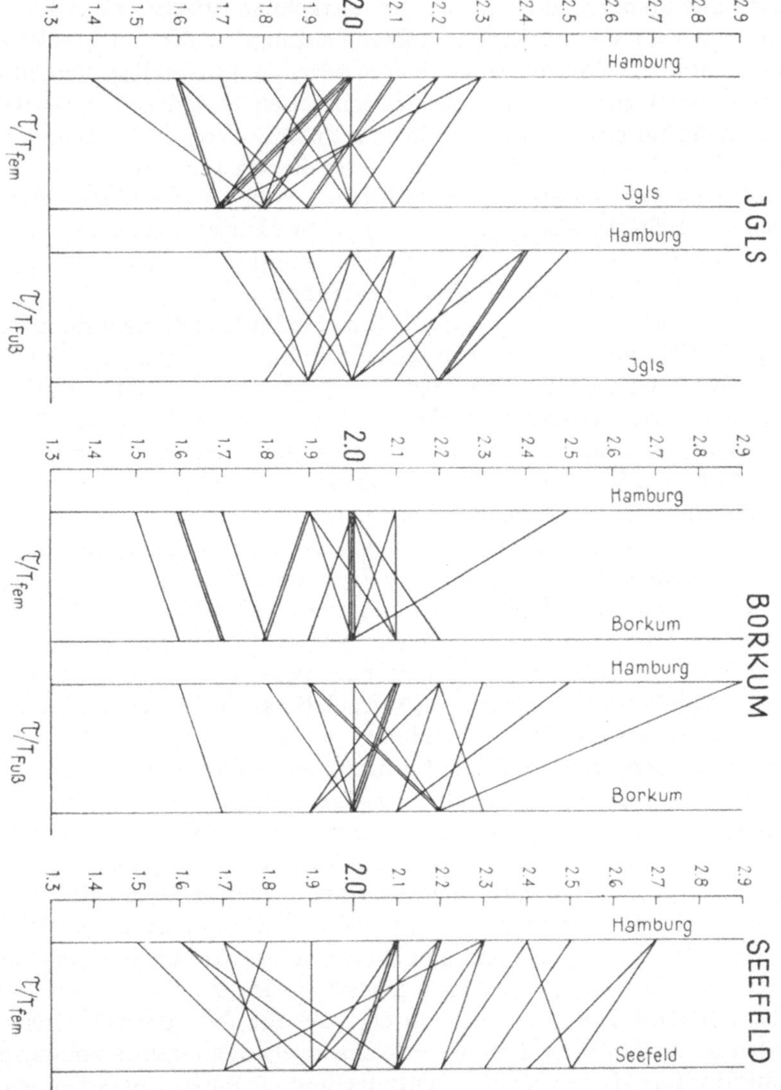

Abb. 26
Der Quotient aus mittlerer Pulsperiodendauer (τ) und Grundschwingungsdauer (T) des arteriellen Systems vor Antritt und am Ende des Klimaaufenthalts. Bei den Patienten mit gutem Kurerfolg streben die Quotienten auf einen bei etwa 2,0 gelegenen Normalwert zu.

mär keine Bindung an die Pulsfrequenz erkennen (Jungmann und Rohr 101). Mit Verbesserung der körperlichen Leistungsfähigkeit und des Wohlbefindens findet sich trotzdem immer häufiger ein ganzzahliges Verhältnis von 2:1 oder auch 3:1, und bei gut trainierten Dauerleistungssportlern scheint ein harmonisches ganzzahliges Verhältnis dieser beiden Funktionsgrößen nach bisherigen Erfahrungen ebenso die Regel zu sein, wie das ganzzahlige Verhältnis zwischen der (mittleren) Puls- und (mittleren) Atemfrequenz. Selbst in 4600 m Höhe lassen die Messungen von Hurtado und Mitarbeitern (86) bei vollständig akklimatisierten Personen einen Quotienten Puls/Atmung von fast genau 4 erkennen.

Es kommt also während der Anpassung an ein fremdes Klima nicht nur zu einer Angleichung an mittlere, normale Absolutwerte, sondern auch beim einzelnen Menschen zu einer Angleichung an harmonische Frequenzverhältnisse zwischen und innerhalb der individuellen rhythmischen Organfunktionen. Es liegen neuerdings auch Untersuchungen an Patienten mit kompensierten Herzklappenfehlern und mit sog. »funktionellen Kreislaufstörungen« vor, die zeigen, daß diese ganzzahligen harmonischen Beziehungen als Maß für die Güte der Regulationen, bzw. die Abweichungen davon als Symptom für bestimmte Dysregulationen gewertet werden dürfen (Gadermann, Hildebrandt und Jungmann 46).

Hochrein (80) hat darauf aufmerksam gemacht, daß Personen, die zwar nicht krank, aber doch hinfällig, leistungsschwach und verweichlicht sind, einen »Stabilitätsverlust« ihrer Organregulationen aufweisen. Bei solchen Menschen werden öfters etwas zu hohe oder etwas zu niedrige Meßwerte beobachtet, ohne daß bereits die Grenzen zum Pathologischen überschritten werden. Halhuber spricht von der »Labilität« des domestizierten und anfälligen Menschen besonders in der Großstadt. In Abb. 27 ist, wiederum am Beispiel des Ruheminutenvolumens des Herzens, an 3 sorgfältig ausgewählten Personengruppen gleichen Alters, gleichen Geschlechtes und etwa gleicher Körpergröße aufgezeigt, daß zwischen gut trainierten Sportlern und Menschen, die Wind und Wetter ausgesetzt körperlich arbeiten einerseits, sowie »Gesunden« mit großstädtischen Büroberufen andererseits, ein deutlicher Unterschied in der Streuung der Ruhemeßwerte zu finden ist. Bei Patienten, die von den Krankenversicherungen als erholungsbedürftig ohne klinisch faßbaren Organbefund für Kuren vorgesehen wurden, ist die Streuung der Meßwerte noch größer. Im rechten Teil der Abb. 27 ist zum Vergleich die Verminderung dieser Streuung nach reinen Klimakuren anhand der vorliegenden Meßreihen eingetragen. Diese Konzentrierung der Meßwerte wird im Kurverlauf erst dann erkennbar, wenn die reaktiven Phasen besonders in der dritten Woche abgeschlossen sind. In den

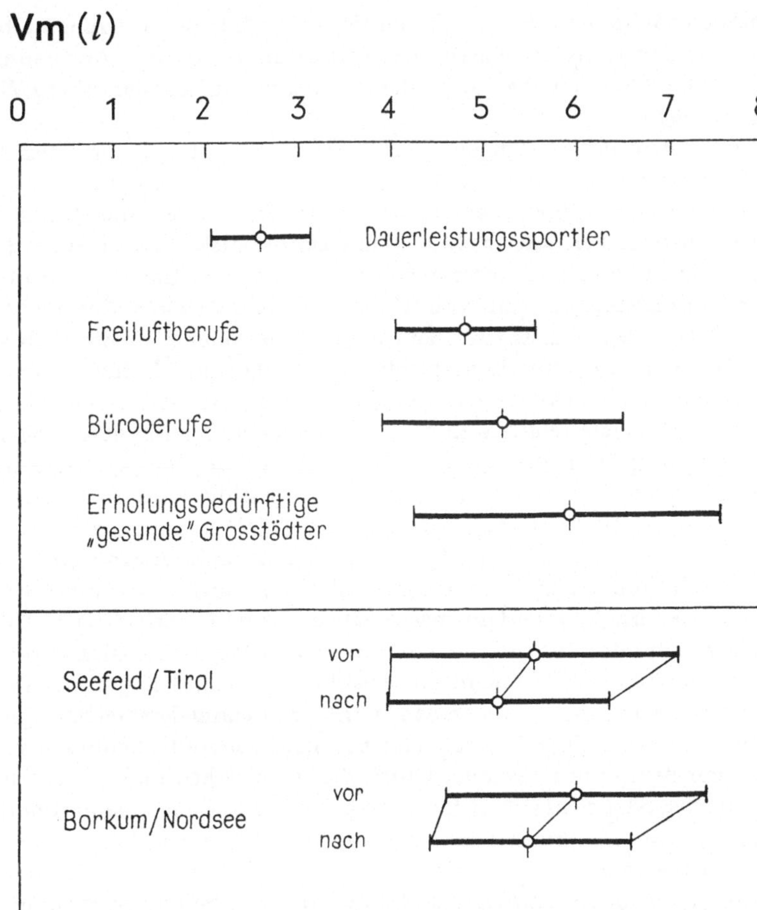

Abb. 27
Oben: Mittelwert und Streuung des Ruheminutenvolumens von gesunden und von erholungsbedürftigen Personengruppen, die sich durch Lebensweise, Trainingszustand und Grad der Abhärtung unterscheiden, verglichen mit den von Mellerowicz veröffentlichten Werten von Hochleistungssportlern.
Unten: Abnahme von Mittelwert und Streuung nach dem Klimaaufenthalt im Vergleich zur Voruntersuchung von drei Patientengruppen.

meisten Meßreihen lassen sich deutlich 2 Maxima der Streuung nachweisen, die den kritischen Phasen der Anpassung (s. Kapitel: Anpassung als phasisches Phänomen) am Ende der ersten und am Ende der dritten Woche entsprechen.

Das Problem des »Normalen« oder der »Norm« für die einzelnen Meßgrößen ist viel diskutiert worden (s: H. SCHAEFER 176 sowie HILDEBRANDT 78), und es gibt keinen Zweifel, daß bei der Vielfalt der konstitutionellen, reaktionstypischen, altersbedingten und geschlechtsbedingten Unterschiede eine allgemein gültige Norm nicht existiert. Doch es gibt einen Richtwert, der unter Berücksichtigung von Körpergröße und Gewicht, Geschlecht und Alter als grober Maßstab zur Beurteilung funktioneller Meßwerte brauchbar ist, etwa beim Grundumsatz. Für den Kreislauf sind bisher solche »Normal- oder Optimalwerte« weniger gebräuchlich; man richtet sich üblicherweise nach einem relativ weit gefaßten normalen Bereich, dessen Grenzen am Pathologischen orientiert sind. Die Ansichten über diesen Normalbereich gehen weit auseinander, besonders seit die Untersuchungen von DELIUS und REINDELL (32), MELLEROWICZ (133) u. a. gezeigt haben, daß Personen, die an ihren Kreislauf allergrößte Anforderungen stellen, nämlich hochtrainierte Dauerleistungssportler, Ruhemeßwerte aufweisen, die bereits außerhalb des erfahrungsgemäßen Normalbereichs liegen. Abb. 26 zeigt dies für das Ruheminutenvolumen des Herzens nach Messungen von MELLEROWICZ (133). Es wird die Ansicht vertreten, daß z. B. das extrem kleine Ruheminutenvolumen den Sportler zu maximalen Steigerungen der Herzleistung befähigt. Trotzdem bleibt fraglich, ob solche Befunde als Maßstab zur Beurteilung gesunder Durchschnittsmenschen und -patienten gelten dürfen oder ob es sich nicht bei hochtrainierten Dauerleistungssportlern um eine zweckentsprechende physiologische Variante handelt.

HILDEBRANDT (76, 78) hat vorerst für die Pulsfrequenz und die Atemfrequenz nachweisen können, daß die Reaktion auf Belastung dann optimal abläuft, die Regelung kritisch gedämpft und die Regelfläche am kleinsten ist, wenn die Belastung in eine auch bisher als normal angesehene Ruhepulsfrequenz von 68—72/min und eine Atemfrequenz von 17—19/min trifft. Es scheint also berechtigt, wenigstens für den Erwachsenen von durchschnittlicher Körpergröße, Gewicht und Konstitution ein normales Optimum der Ruhewerte anzunehmen, das dadurch definiert ist, daß es die günstigste Basis für die Beantwortung von durchschnittlichen körperlichen Belastungen darstellt.

Unter diesen Gesichtspunkten darf die während der Anpassung an ungewohnte klimatische Einflüsse beobachtete Konzentrierung der individuellen Meßwerte auf einen mittleren, im normalen Bereich gelegenen Zielwert, als *Normalisierung* (BALZAR und Mitarbeiter 8) bezeichnet und als positives Zeichen gewertet werden. Die Normalisierung während des Kuraufenthaltes verläuft den oben beschriebenen Phasen entsprechend schubweise und wird etwa zum gleichen Termin sichtbar, zu dem das subjektive Befinden und die Reaktionen auf Testbelastungen deutlich besser werden, also nach Abschluß der dritten Kurwoche.

C. Spezifische und unspezifische Klimawirkung

Die bisher diskutierten Erscheinungen bei der Anpassung an das Nordsee- und das Hochgebirgsklima sind prinzipiell unspezifisch. Das Phänomen einer »Normalisierung« findet sich sowohl an der Nordsee als auch im Hochgebirge. Die Normalisierung entwickelt sich im Zuge phasischer Veränderungen der einzelnen Meßwerte von Kreislauf, Atmung, endokrinem System usw., deren Phasen mit Tendenzen nach beiden Seiten, nach Zu- und Abnahme, nach Steigerung und Senkung der Meßwerte aufeinander folgen, bis schließlich im Durchschnitt wieder ein Angleich an die Ausgangswerte resultiert. Die oft gestellte Frage, ob ein Klima wie das Hochgebirgsklima z. B. eine Zu- oder Abnahme des Herzminutenvolumens bewirke oder, unter allgemeineren Gesichtspunkten, zu einer »Sympathicotonie« oder »Vagotonie« führe, läßt sich aus den vorliegenden Meßreihen und den in der Literatur niedergelegten Erfahrungen weder in dem einen noch dem anderen Sinn beantworten. Beide Funktionszustände treten vorübergehend auf, besonders ins Auge fallend beim raschen Übergang in Höhen um 2000 m, sind aber flüchtig. Das Minutenvolumen ist in der Höhe sowohl verkleinert als auch vergrößert, je nachdem, ob es unmittelbar nach der Ankunft, einige Stunden später, nach einigen Tagen oder nach einigen Wochen Höhenaufenthaltes bestimmt wird. Je länger der Klimaaufenthalt dauert, um so geringer werden die Abweichungen vom Ausgangswert, und schließlich bleibt in den therapeutisch verwendbaren Klimaten nur eine Annäherung an normale, mittlere Werte übrig, die von beiden Seiten her erfolgt, von zu niedrigen wie von zu hohen Ausgangswerten aus. Damit sind alle Charakteristika einer unspezifischen Wirkung erfüllt. Maßgebend für den einzelnen Menschen sind individueller Ausgangswert und Dauer der Klimaeinflüsse.

Diesem experimentell und rechnerisch gewonnenen Ergebnis steht die praktische Erfahrung entgegen, daß es immer wieder Patienten gibt, die die Nordsee nicht vertragen, dagegen das Hochgebirgsklima gut oder umgekehrt, ohne daß die vorliegende Erkrankung eine Erklärung für diesen Unterschied liefert. PFLEIDERER (156) schrieb 1936: »Die Beobachtungen erfahrener Klimatherapeuten gehen durchaus in dieser Richtung. Kranke, die sich dem Hochgebirgsklima gegenüber refraktär verhalten, reagieren auf das Seeklima günstig und umgekehrt«. Ähnlich äußerte sich auch GLATZEL (50). In Einzelfällen wird nicht nur das Ausbleiben des Kurerfolges, sondern auch eine deutliche Verschlechterung des Gesundheitszustandes beobachtet, die zur Abschirmung gegen die klimatischen Einflüsse und zum Einsatz medikamentöser Behandlung zwingt. Sedativa, besonders Bellergal werden an der Nordsee am häufigsten verwandt, im Hochgebirge daneben auch oft Sympathicomimetica. Gemeinsam ist in beiden Klimaten das Auftreten von Unverträglichkeitserscheinungen innerhalb der ersten drei Wochen. Hieraus wird gefolgert, daß es möglich ist, alle Patienten in beiden Klimaten zu behandeln, vorausgesetzt, daß in den ersten vier Wochen eine strenge Dosierung der Klimafaktoren durchgeführt wird. Das gleiche Facit läßt sich aus den vorliegenden Meßreihen ziehen. Andererseits gibt es eine große Zahl von Patienten, die schon in sehr frühen Stadien der Anpassung eine deutliche Besserung ihrer Beschwerden verspüren, die also in der Lage sind, die gegebenen klimatischen Faktoren viel intensiver auszunutzen. Wenn dazu bedacht wird, daß die durchschnittliche Kurdauer höchstens 4 bis 6 Wochen beträgt, dann muß vom therapeutischen Standpunkt aus die Notwendigkeit der Abschirmung gegen das Klima während mehr als der Hälfte der Kurzeit als Mißgriff angesehen werden, besonders wenn die Erfahrung lehrt, daß die gleichen Patienten oft in einer anderen Gegend viel früher die klimatischen Einflüsse voll nutzen könnten.

Schon das zeitgebundene Auftreten der Unverträglichkeitserscheinungen deutet auf Zusammenhänge mit den Vorgängen der Anpassung. Die Ursache der »guten« oder »schlechten« Klimaverträglichkeit muß in der individuell verschiedenen Auswirkung der körpereigenen Reaktionen während der Anpassung gesucht werden. Ein durchschaubares Beispiel gibt dafür die oben im einzelnen beschriebene Reaktion auf den Höhenwechsel. Der Übergang auf etwa 2000 m Höhe wurde von allen Versuchspersonen prinzipiell ähnlich beantwortet (s. Kap. A 1 und 2). In der ersten »vagotonen« Phase waren es besonders Patienten mit hypotonen Kreislaufregulationsstörungen und sog. Vagotoniker (Def. nach WEZLER 208, 209, HOFF und LOSSE 82), die Beschwerden verspürten und z. T. sogar zum Kollaps neigten, während andere Krankheitsgruppen subjektives Wohlbefinden angaben. In der zweiten »amphotonen« bzw. »sympathicotonen« Phase dagegen waren es ganz andere Krankheitsbilder, die Unverträglichkeitserscheinungen erkennen ließen, nämlich sog. Sympathikotoniker, Herzkranke und besonders Patienten mit einer Schilddrüsenüberfunktion. Aber gerade letztere reagieren auf den weiteren Aufenthalt im Hochgebirge besonders günstig.

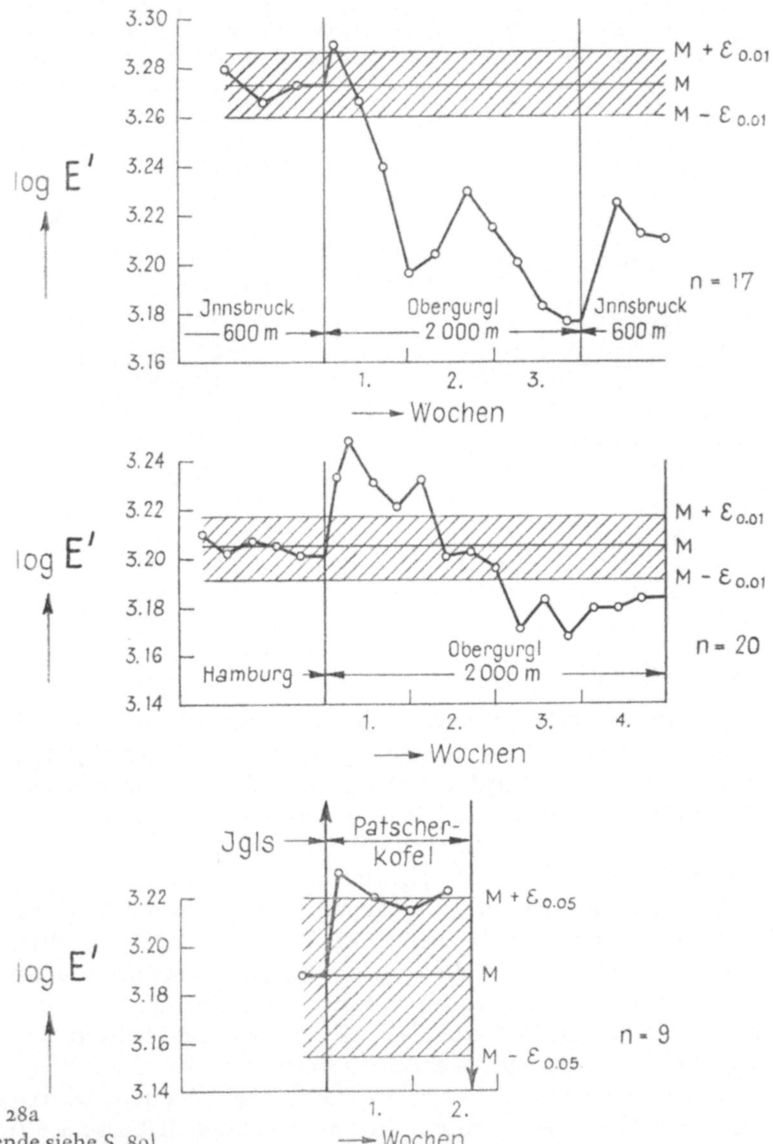

Abb. 28a
(Legende siehe S. 89)

Die Erfahrungen von Stiller (195) über die Kurerfolge bei Hyperthyreosen im Hochgebirge haben sich inzwischen vielfach bestätigt (Holmquist 83, Mark 131, Breitner 15, Philipsborn 161 u. a.). In diesem speziellen Fall ist

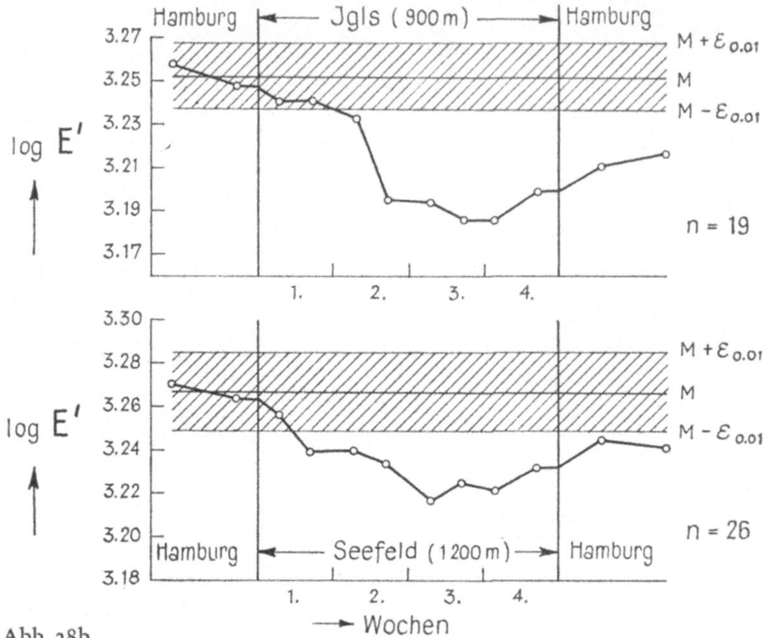

Abb. 28b

(Legende siehe S. 89)

es einleuchtend, daß die vorübergehenden Anpassungsstörungen daher rühren, daß Patienten mit Neigung zu vagusbetonten Reaktionen in der ersten, Patienten mit überschießenden Sympathikusreaktionen in der zweiten Phase der Höhenwirkung besonders stark ansprechen und dabei die für die Betreffenden typischen Beschwerden vermehrt auftreten.

Nun ist es bekannt, daß solche primären Unverträglichkeitserscheinungen häufig in den ersten Kurtagen vorkommen, ohne einen Einfluß auf das Kurergebnis zu nehmen. Schwieriger ist die Beurteilung der Beschwerden in den folgenden Wochen, die wertvolle Kurzeit verschlingen und nicht ganz selten zum Abbruch der Kur und zur Abreise führen.

In den vorliegenden Meßreihen war es besonders ein Meßwert, der eine über Wochen anhaltende Veränderung mit maximaler Abweichung vom Ausgangswert etwa in der dritten Kurwoche zeigte: der nach Wezler und Böger (210) berechnete elastische Kreislaufwiderstand (E'), also der Tonus der großen Arterien. Bei allen Reisen waren die E'-Veränderungen nach der von Grandjean und Linder (58) für solche Versuchsreihen angegebenen Streuungszerlegung statistisch hoch signifikant (Abb. 28). In mittleren Kurorthöhen der Alpen kam es stets zu einer deutlichen E'-Senkung mit einem

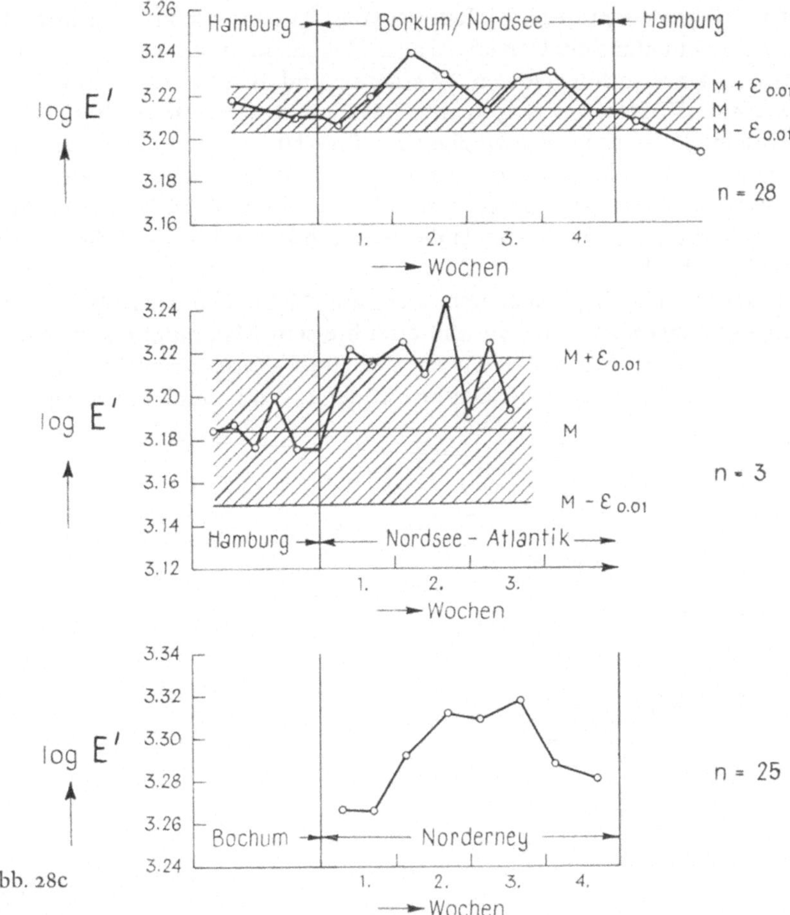

Abb. 28c

Abb. 28a, b, c
Statistische Signifikanz der Veränderungen des mittleren elastischen Kreislaufwiderstandes E' aller acht Personengruppen. Schraffiert die »bereinigte Streuung« der Voruntersuchungen, deren Überschreiten auf hochgesicherte exogene Einflüsse deutet (nach Grandjean und Linder). Bei den Bochumer Patienten in Norderney konnten keine Voruntersuchungen und deshalb keine statistischen Berechnungen durchgeführt werden.

Minimum in der 3. Woche. In höheren Lagen (2000 m) ging bei den Innsbrucker Studenten der Tonussenkung eine kurze, bei den Hamburger Studenten und Hamburger Patienten eine etwas längere E'-Steigerung in den ersten Tagen voraus (Abb. 6). REICHEL (164) fand in 4500 m Höhe ebenfalls erst eine Zunahme des E', nach 5 Tagen Höhenaufenthaltes eine Abnahme. In den Untersuchungen von WIESINGER und ABBÜHL (213) sowie von DALLA und TORRE (29) in 3500 m Höhe nahm die den E' maßgeblich beeinflussende Pulswellengeschwindigkeit 3 Tage lang zu und dann unter den Ausgangswert ab. Gleiche Befunde beschrieben DELIUS, OPITZ und SCHOEDEL (31) in 2850 und 4560 m Höhe am Monte Rosa. Bei den eigenen Untersuchungen in 4600 m Höhe wurde nur die initiale E'-Steigerung erfaßt (Abb. 4).

An der Nordsee dagegen stieg in allen drei Meßreihen der Arterientonus langsam, aber signifikant an und erreichte sein Maximum erst zwischen dem 10. und 20. Tag. Diese Unterschiede im E'-Verlauf zwischen Nordsee und Hochgebirge verschwanden erst in der 4. Woche und waren nach der

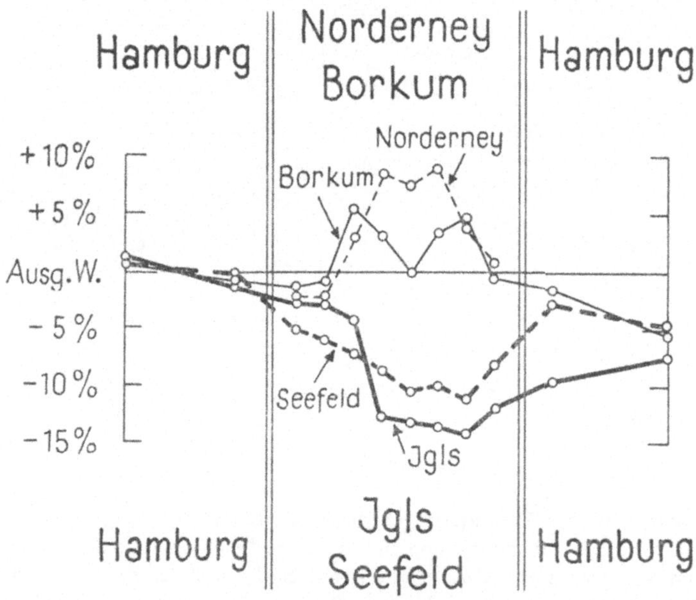

Abb. 29
Mittlerer Verlauf des elastischen Kreislaufwiderstandes (E') während der vier Reisen mit Patienten in Prozent vom Vorwert bzw. vom Wert am ersten Kurtag. An der Nordsee kommt es im Durchschnitt zur vorübergehenden Erhöhung, im Gebirge zur Erniedrigung des elastischen Kreislaufwiderstandes. Am Ende der Kur und nach der Rückkehr liegen alle Mittelwerte etwas unter den Vorwerten.

Rückkehr nicht mehr nachweisbar. Abb. 29 zeigt den verschiedenen Gang des E' in Prozent auf allen Reisen mit Kranken. Drei Feststellungen gestattet dieser Befund:

1. Die Anpassungsvorgänge an das Nordsee- und Hochgebirgsklima führen, gemessen am E' zum gleichen Ziel, jedoch auf unterschiedlichen Wegen;
2. Die am gegensätzlichen Verlauf der E'-Werte erkennbaren Unterschiede während der Akklimatisation verschwinden nach Ablauf der 3. Woche mit Beendigung der Anpassungsvorgänge und dem Sichtbarwerden des therapeutischen Erfolges im subjektiven Befinden und in den Belastungsversuchen;
3. Bei sonst völlig gleicher Anordnung der Versuchsreihen, gleichem Milieuwechsel, gleicher Lebensweise am Kurort und etwa ähnlicher Ernährung macht dieser verschiedene Verlauf des E' einen Unterschied in der eigentlichen Klimawirkung zwischen Hochgebirge und Nordsee wahrscheinlich.

Vor der Diskussion dieser Behauptungen sei kurz auf die bisherigen Untersuchungen hingewiesen, die sich mit der Bedeutung von Pulswellengeschwindigkeit (Pwg) und arterieller Grundschwingung (T_{art}) und damit des elastischen Kreislaufwiderstandes sowie ihren Veränderungen unter pharmakologischen Einflüssen und bei pathologischen Zuständen beschäftigen.

Der elastische Kreislaufwiderstand diente ursprünglich als Hilfsgröße zur Berechnung des Schlagvolumens. Inzwischen haben umfangreiche Tierversuche (WEZLER und BÖGER 210, JUNGMANN, ERDMANN und HEYE 99, PETERSEN 154, HAMILTON und DOW 65) gezeigt, daß die Pulswellengeschwindigkeit und besonders die arterielle Grundschwingung gute Indikatoren für den Tonus der elastischen und muskulären Arterien sind. Die Pwg wird vom Elastizitätsmodul der Arterienwände innerhalb der abgegriffenen Strecke, die Grundschwingung von der Elastizität, dem Gesamtvolumen der großen und mittleren Arterien und von Resonanzbedingungen innerhalb des Arteriensystems bestimmt (JUNGMANN, ERDMANN und HEYE 99). Alle drei Größen stehen über die Gefäßwandmuskulatur unter dem Einfluß der nervalen und humoralen Steuerung des Arteriensystems. So lange keine wesentlichen Änderungen des Gefäßinnendrucks (Blutdrucks) sekundär zu Elastizitätsänderungen der Arterien führen, dürfen die relativen Veränderungen von Pwg und T_{art} und besonders des nach WEZLER und BÖGER (210) berechneten elastischen Kreislaufwiderstandes E' als Symptom vegetativ ausgelöster Tonusänderungen angesehen werden. Auf diese Besonderheit der WEZLERschen Formel hat besonders RANKE (163) 1949 hingewiesen. Da der Blutdruck unabhängig von Pwg und T_{art} gemessen wird, erlaubt die koordinative Betrachtung von Druck und E' Rückschlüsse auf vegetativ gesteuerte Umstellungen im arteriellen Gefäßsystem.

Der Absolutwert des E' ist trotz jahrelanger Diskussion noch immer problematisch. Er wird von WEZLER und Mitarb. (210) etwa doppelt so hoch angegeben als von BRÖMSER, RANKE und Mitarb. (16, 17) — (im Durchschnitt 1600 bzw. 800 dyn/cm^5). Dieses Problem ist für die vergleichende Betrachtung und für die Benutzung des E' als relatives Maß für den Arterientonus von sekundärer Bedeutung. Der elastische Kreislaufwiderstand E', ausschließlich berechnet nach der Formel von WEZLER und BÖGER (210), kann als Quotient aus zwei vom Tonus der Arterien bestimmten Meßgrößen in Kombination mit einer Konstanten (1,06) und einem vom Lebensalter vorgeschriebenen Tabellenwert (Aortenquerschnitt Q) angesehen werden, dessen Dimension für den angegebenen Zweck ebensogut mit »Einheiten« bezeichnet werden könnte. Im Mittelpunkt des Interesses stehen hier die relativen Änderungen und die Abweichungen vom Normalmittelwert.

Pwg und T_{art} sind direkt voneinander abhängig. Eine Verlangsamung der Pwg führt zur Verlängerung von T und umgekehrt (FRANK 41). Einer Zunahme des E' liegt praktisch immer sowohl eine Beschleunigung der Pwg als auch eine Verkürzung von T_{art}, einer Abnahme eine Verlangsamung der Pwg und eine Verlängerung von T_{art} zugrunde. Selten finden sich allerdings Abweichungen von dieser Regel. Unter pathologischen Verhältnissen kann die Grundschwingung verschwinden, ohne daß die Pwg abnorme Werte erreicht (JUNGMANN, ERDMANN und HEYE 99, GADERMANN und JUNGMANN 45).

Andererseits ist es möglich, durch mechanische Eingriffe, z. B. Abklemmung großer Gefäßprovinzen, T_{art} zu verkürzen, ohne die Pwg zu ändern (KAPAL, MARTINI und WETTERER 104). Aus diesem Grund gilt die Pwg als Indikator für den Zustand der großen Arterien und den diastolischen Blutdruck, T_{art} dagegen ist außerdem abhängig vom Volumen und von der Länge des arteriellen Systems, seiner Elastizität und von Resonanzbedingungen (JUNGMANN und ROHR 101, JUNGMANN, ERDMANN und HEYE 99). Da im Verlauf der vorliegenden Meßreihen keine mechanischen Längenveränderungen im Arteriensystem des einzelnen Patienten auftreten konnten und wesentliche Blutdruckveränderungen nicht gemessen wurden, sind die E'-Änderungen als Symptom für Abweichungen der Elastizität und der Resonanzbedingungen des Arteriensystems zu werten (s. auch Kap. angewandte Methodik). Aus dem Vergleich mit Tierversuchen geht hervor, daß Sympathikomimetika, besonders Noradrenalin und auch Hypophysin, den elastischen Widerstand erhöhen, Vagomimetica, besonders Acetylcholin, ihn senken (WEZLER und BÖGER 210, DUESBERG und SCHROEDER 33, JUNGMANN und ROHR 101, JUNGMANN, ERDMANN und HEYE 99 u. a.). Die Tonussenkung durch Vagomimetica mit Verlängerung von T_{art} bleibt auch dann bestehen, wenn der intraarterielle Druck durch gleichzeitige Infusion hochgehalten wird (JUNGMANN, ERDMANN und HEYE 99). Unter den Erkrankungen, die mit charakteristischen Funktionsstörungen des Kreislaufs verbunden sind, führt der Morbus Cushing zu einer starken Erhöhung, der Morbus Addison zu einer deutlichen Erniedrigung des E' (JUNGMANN und GADERMANN 100). Außerdem sind gewisse Kreislauffunktionsstörungen bei sonst klinisch nicht objektivierbarem Befund durch einen besonders hohen oder besonders niedrigen E' ausgezeichnet, ohne daß bisher eine Abgrenzung dieser Gruppen von anderen funktionellen Kreislaufstörungen gelang (GADERMANN und JUNGMANN 45). So lange aber größere Erfahrungen über den Absolutwert des E' bei den verschiedenen Erkrankungen fehlen, kann der nach WEZLER und BÖGER (210) berechnete elastische Kreislaufwiderstand und seine relative Änderung bei ein und derselben Person nur als Symptom der vegetativen Einstellung und ihrer Änderung gewertet werden, der sowohl endokrine als auch vegetativ-nervöse Einflüsse oder beide zugrunde liegen. Die pharmakologischen wie auch die klinischen Beobachtungen lassen es berechtigt erscheinen, in einem Anstieg des E' eine Umstellung in mehr sympathikotoner, in einer Abnahme eine Umstellung in mehr vagotoner Richtung zu sehen.

An der Nordsee wird von den meisten Autoren eine Zunahme des »Sympathikustonus« angegeben (HAEBERLIN und GOETERS 63). Den experimentellen Beweis hierzu erbrachten die Untersuchungen des Konstriktorentonus der Hautgefäße (KRAUEL 115) und der Schleimhaut (ALBANUS 2, DEGKWITZ 28), des K/Ca-Quotienten (HAEBERLIN 60), der Reflexerregbarkeit (LAIGNEL-LAVASTINE 120, KRAUEL 115), der Blutdruckwirkung des Adrenalins KRAUEL 115) sowie ausführliche Stoffwechseluntersuchungen (HAEBERLIN 61, KEESER 105, KESTNER 107, 108, 109). Vergleichbare Pulskurvenregistrierungen anderer Autoren liegen von der Nordsee nicht vor.

Im Hochgebirge wird besonders in mittleren Höhen von den meisten Autoren nach wechselnd starker Primärreaktion eine vermehrte Vagotonie als typisch angesehen (HARTMANN und v. MURALT 67, KEYS spricht von einer Tonusvermehrung des Vagus als typisch für die Hochgebirgseinflüsse, und PHILIPSBORN (161) sieht in der »Vagotonisierung« den Sinn klimatischer Kuren im Gebirge. Eine Ruhebradycardie gilt nach HARTMANN und v. MURALT (67) als Kennzeichen des höhenangepaßten Menschen. Diesen

Beobachtungen über die vegetativen Veränderungen in beiden Klimaten fügen sich hier die diskutierten E'-Verläufe gut ein. Es muß jedoch betont werden, daß in den vorliegenden Meßreihen nach Abschluß initialer Reaktionen weder im Hochgebirge das Bild der von WEZLER und BÖGER (210) definierten ausgeprägten vagotonen Kreislaufeinstellung mit Hypotonie, kleinem Herzminutenvolumen und hohem peripheren Kreislaufwiderstand, noch an der See das Syndrom der typischen Sympathikotonie mit Tachycardie, Hypertonie, großem Herzminutenvolumen und niedrigem peripheren Kreislaufwiderstand eindeutig zum Vorschein kam.

In Analogie z. B. zum Höhenwechsel ist es verlockend, die im weiteren Verlauf der Klimaanpassung auftretenden Beschwerden mit der Höhe und dem Verlauf des elastischen Kreislaufwiderstandes im arteriellen System während der Kur zu vergleichen. An der Nordsee traten die »Kurkrisen« und damit auch die meisten Mißerfolge bei Patienten mit im Verhältnis zum Alter hohem elastischem Kreislaufwiderstand auf, im Hochgebirge dagegen umgekehrt meist bei Patienten mit niedrigen E'-Werten. Da auch ein hoher Arterientonus an der Nordsee eine weitere passagere Steigerung erfuhr, im Hochgebirge auch sehr niedrige Werte vorübergehend noch weiter absanken, wäre es denkbar, daß diese streng auf die Akklimatisationszeit beschränkte Tonuserhöhung an der Nordsee für Kranke mit hohem elastischem Kreislaufwiderstand Ausdruck einer verstärkten Belastung ist. Für Patienten mit niedrigen Ausgangswerten bedeutet der Anstieg dagegen eine frühzeitig einsetzende Normalisierung. Im Hochgebirge liegen die Verhältnisse umgekehrt. Die regelmäßig auftretende Tonusabnahme in der 2. und 3. Woche würde für Patienten mit hohen Ausgangswerten Zeichen einer Tendenz zur Normalisierung, für Kranke mit sehr niedrigen Ausgangswerten eine weitere Abweichung vom Normalen darstellen. Damit bestätigen sich frühere Befunde an Tuberkulosekranken (JUNGMANN 94). Damals ergab sich, daß Kranke, die während der ersten Wochen zu frischen exsudativen Schüben und Exacerbationen neigten und damit einen Kurerfolg vermissen ließen, an der Nordsee meist einen hohen, in den Alpen häufiger einen niedrigen elastischen Kreislaufwiderstand aufwiesen.

Dadurch ist die bessere oder schlechtere Verträglichkeit eines der beiden Klimate nicht erklärt, aber vielleicht die Richtigkeit der praktischen Erfahrung unterschiedlicher Klimaverträglichkeit für einen Teil der Patienten objektiviert. Auch ist nicht gesagt, daß Patienten mit einem hohen Arterientonus an der Nordsee, mit einem niedrigen Arterientonus im Hochgebirge immer einen Kurmißerfolg erfahren. Im Gegenteil kann gerade die bei diesen Patienten relativ beschwerliche Anpassung eine endgültige Besserung einleiten, indem eingefahrene krankhafte Funktionsabläufe durchbrochen werden. Andererseits bedeutet eine extreme Auslenkung des elastischen Kreislaufwiderstandes nach der einen oder anderen Seite möglicherweise eine Periode erhöhter Gefährdung. Man kann sich vorstellen, daß es unter diesen veränderten Kreislaufbedingungen leichter zu frischen Schüben einer Tuberkulose, zur Dekompensation eines Vitiums oder zur Aktivierung chronischer Entzündungen kommen kann. Es hängt dann von der Grundkrankheit ab, ob eine starke oder schwache Anpassungsreaktion erwünscht oder gefährlich ist.

Unter diesem Gesichtswinkel betrachtet, zeigt sich die Klimawirkung an der Nordsee und im Hochgebirge durchaus auch als spezifisch. Allerdings bleibt die Spezifität streng auf die Periode der Adaptation, der Eingewöhnung beschränkt, damit aber auch auf den größten Teil der üblichen Kurdauer. In beiden Klimaten wird ein gleiches Ziel auf verschiedenen Wegen erreicht. Individuelle, von der zugrunde liegenden Krankheit und Funktionsstörung bestimmte Unverträglichkeitserscheinungen während der Anpassungsphase imponieren als spezifische Klimawirkung in den ersten 3 Wochen. Verläuft die Anpassung unkompliziert, so ist nach vollendeter Akklimatisation weder aus den vorliegenden Meßwerten noch aus den in der Literatur niedergelegten Erfahrungen ein spezifischer Unterschied in der Klimawirkung auf den Kurpatienten nachweisbar. Die verbleibenden Veränderungen an Kreislauf, Atmung und Stoffwechsel, ja sogar an der Haut gleichen durchaus denen, die durch körperliches Training im flachen Binnenland erworben werden können. Dies gilt natürlich nicht für höhere Gebirgslagen über 3000 m Höhe, in denen spezifische, höhenabhängige und die Anpassung überdauernde Klimawirkungen vielfach nachgewiesen sind.

D. Anpassung als körperliche Leistung

Betrachtet man die hier zusammengetragenen, vielgestaltigen, phasischen Veränderungen an Kreislauf und Atmung, die Körpergewichtsabnahme, die vorübergehend vermehrte Cortisolausscheidung, die Aktivierung chronisch entzündlicher Prozesse und die Provokation vegetativer Anfälle mit tetanoiden Symptomen in den ersten Wochen des Klimaaufenthaltes, so ergibt sich, daß das Nordsee- wie auch das Hochgebirgsklima für den neuankommenden Kranken oder erholungsbedürftigen Patienten weniger eine Schonung bedeutet als vielmehr eine Belastung. An den Meßwerten zeigt sich auch, daß diese Belastung bis zur dritten Aufenthaltswoche in unterschiedlicher Stärke anhält. Beide Klimate wirken auf den Patienten als milder, aber beständiger Reiz, dem sich der Kranke auch durch vermehrten Aufenthalt im Zimmer nicht ganz entziehen kann. Die diskutierten Klimate üben primär eine Störwirkung aus, eine Art milden Streß, der über die Haut (Strahlung, Wind, Abkühlung), die Atmung (Aerosol, Feuchte, Sauerstoffpartialdruck) und vielleicht auch über die Sinnesorgane (Strahlung, Geopsyche) wirksam wird.

Bis zu einem gewissen Grade sind die klimatischen Reize durch Liegekuren, Luft- und Sonnenbäder, Spaziergänge, Wanderungen und Gymnastik dosierbar. In jedem Falle aber muß der Organismus sich mit der veränderten Umgebung auseinandersetzen. Die gemessenen Abweichungen der Kreislaufgrößen, der Atmung usw. in den ersten Wochen der Kur lassen sich als Symptome dieser Auseinandersetzung deuten, ohne daß aus den einzelnen Tendenzen ein Hinweis auf eine Besserung oder Verschlechterung des Gesundheitszustandes allgemeingültig abgeleitet werden könnte. Erst dann, wenn die meisten dieser Abweichungen wieder verschwinden und einer Normalisierung Platz machen, läßt sich sowohl aus dem subjektiven Befinden der Patienten wie auch aus dem Ausfall der verschiedenen Belastungsproben wie Stehversuch, Sauerstoffmangeltest, Vitalkapazität usw. eine wirkliche Besserung des Gesamtzustandes erkennen. In diesem Zusammenhang erscheint es beinahe unwesentlich, daß diese Besserung durch den Unterschied zwischen dem Verlauf der Anpassung an das See- und der an das Hochgebirgsklima in den verschiedenen Kurorthöhen für den einzelnen Patienten durch gezielte Verschickung schneller oder langsamer erreicht werden kann.

Im Mittelpunkt der Klimatherapie in diesen beiden reizstarken Klimaten steht also eine Belastung, eine Störwirkung auf den Organismus. Der therapeutische Erfolg ergibt sich aus der Vollendung der Anpassung an diese Belastung. Hier findet sich eine Parallele zum Sport. Im Verlauf des Trainings werden zuerst die Muskulatur, sekundär Kreislauf, Atmung und Stoffwechsel sowie die übrigen Funktionssysteme belastet, ermüdet und vorübergehend sogar erschöpft. Erst im Zuge der Anpassung an immer wiederholte körperliche Belastungen stellt sich nach gewisser Zeit eine verbesserte Leistungsfähigkeit, verbunden mit einem ökonomisierten Zusammenspiel der Bewegungsorgane mit Atmung und Kreislauf, eine Koordination der Einzelfunktionen ein. Auch hierüber vergehen Wochen mit Phasen schlechterer und besserer Kondition.

Im Gegensatz zum Sport beansprucht die klimatische Störwirkung primär nicht die Muskulatur, sondern Haut , Kreislauf, Atmung, Stoffwechsel und endokrines System, und zwar auch am ruhenden Menschen. Dadurch ergibt sich die Möglichkeit, selbst Kranke diesem klimatischen Training auszusetzen. So ist z. B. in den Heilstätten für extrapulmonale Tuberkulose der in seinem im Freien aufgestellten Bett dem Klima exponierte Kranke dem Prozeß der Anpassung an die klimatische Belastung ebenso unterworfen, wie der am Strand oder in den Alpen spazierengehende Gesunde.

Die klimatische Störwirkung verläuft jedoch in diesen speziellen Fällen unter besonders günstigen Bedingungen. Die Lage der heilklimatischen Kurorte ermöglicht es den Kranken, sich den klimatischen Belastungen weitgehend auszusetzen. Luftverunreinigungen fehlen, ebenso die von Patienten oft gefürchtete Schwüle sowie langdauernder Nebel. Die Orte zeichnen sich durch relativ große Sonnenscheindauer aus. Sie verfügen (nach den Vorschriften des Deutschen Bäderverbandes) über Kureinrichtungen, die es auch körperbehinderten Patienten gestattet, weitgehend die Klimaeinflüsse zu nutzen.

Hinzu kommt, daß der über Wochen fortdauernde Akklimatisationsprozeß entweder allein zur Wirkung kommen kann oder auch nur die Basis für jede notwendig erscheinende zusätzliche physikalische, medikamentöse, diätetische oder Psychotherapie abgibt. Die Erfahrung über manche überraschend günstige Wirkung einer Maßnahme im Kurort, die am Heimatort unwirksam geblieben war, ließ den Begriff des sog. »Brunnengeistes« entstehen. Es ist durchaus denkbar, daß die Wirksamkeit im Kurort darauf beruht, daß die Maßnahme dort in einen Funktionszustand des Organismus trifft, der durch die Vorgänge der Anpassung an das fremde Klima oder durch die regelmäßigen Kuranwendungen verändert und dadurch ansprechbar geworden ist. Hierauf hat bereits PFANNENSTIEL (155) hingewiesen. Unter dem Begriff der sog. naturgemäßen Heilmethoden kann man ganz allgemein die therapeutische Ausnützung natürlicher, körpereigener Reaktionen gegen dosierte Reize verstehen (HOFF 81, JUNGMANN 96, HILDEBRANDT 8). Bei der Klimatherapie an der Nordsee und im Hochgebirge ist es die Ausnutzung der Reaktion auf die klimabedingte Störwirkung und die Anpassung an die klimatische Belastung, »durch die der Krankheit der Boden entzogen werden soll« (PFLEIDERER und BÜTTNER 159).

Vielfach ist die Ansicht vertreten worden, daß bestimmte Klimafaktoren eine direkte und spezifische Wirkung gegen ganz bestimmte Erkrankungen haben. Dies ist nach heutigen Kenntnissen nur in wenigen Fällen nachzuweisen. Wenn man vom Fehlen schädigender Faktoren im Heilklima, z. B. Allergenen in der Seeluft, absieht, kann höchstens für die Ultraviolettstrahlung und das Aerosol eine direkte Heilwirkung auf bestimmte Organsysteme angenommen werden. Aber weder die Abkühlung der Haut an der See noch der verminderte Sauerstoffpartialdruck im Hochgebirge – um zwei Beispiele herauszugreifen – bewirken eine direkte Besserung bestimmter Kreislaufstörungen oder Erkrankungen der Atemwege. Erst die körpereigene Reaktion gegen diese Einflüsse führt zur therapeutisch erwünschten Verbesserung der Haut- und Schleimhautdurchblutung und zur Abhärtung bzw. zur Anregung der Erythropoese und Verbesserung der Lungenventilation und Lungendurchblutung. Der therapeutische Erfolg basiert demnach auf einer *echten Leistung des Organismus*, auf dem Vollzug der Anpassung an die gesetzten Reize. Dieser Vorgang wird in der Literatur meist mit dem Begriff der *Umstimmung* bezeichnet. In alten Arbeiten findet sich in Anlehnung an die griechische Heilkunst auch die Bezeichnung »Metasynkrisis«. Durch diese Umstimmung ist die Klimatherapie vorwiegend eine Allgemeinbehandlung oder, wie PFLEIDERER und BÜTTNER (159) es ausdrücken, eine »Behandlung des Allgemeinzustandes, ohne daß die betreffende Krankheit ein Hindernis dafür bildet« (S. 941). Hieraus ergeben sich wesentliche Gesichtspunkte für die Nutzung der beschriebenen Akklimatisationsvorgänge zur Behandlung innerer Erkrankungen.

V. Die Bedeutung der Anpassungsvorgänge für die Behandlung innerer Erkrankungen

Die Indikationslisten heilklimatischer Kurorte in den Alpen enthalten fast die gleichen Erkrankungen wie die der Seebäder. Selbst ernstere Krankheiten wie z. B. die Tuberkulose werden mit Erfolg sowohl an der See wie im Hochgebirge bis fast 2000 m Höhe (St. Moritz) behandelt. Kreislaufstörungen, Erkrankungen der Atmungsorgane, einschließlich des Asthmas, Infektanfälligkeit, Rekonvaleszenz nach Operationen und besonders alle Formen von vegetativen Funktionsstörungen fehlen auf keiner Indikationsliste. Eine Ausnahme macht nur die Schilddrüsenüberfunktion, die allein in den Listen der Hochgebirgskurorte auftaucht.

Etwas klarer werden die Verhältnisse aus den Gegenindikationen. Für beide Klimate gelten alle akuten entzündlichen Erkrankungen, Endo-, Myo- und Pericarditis, einschließlich der akuten Polyarthritis, alle Organinsuffizienzen, die zur Dekompensation neigen, wie chronische Nephritis, Nephrose, Herzinsuffizienz jeder Genese, schwere Leberparenchymschäden usw. als ungeeignet. Erkrankungen des Magen-Darm-Traktes fehlen auf den Indikationslisten der Gebirgsorte, auf denen der Seebäder findet sich nur die Appetitlosigkeit und die chronische Obstipation ohne organischen Befund. Erkrankungen des endokrinen Systems auch leichten Grades werden mit Ausnahme der Schilddrüsenüberfunktion nicht für Klimakuren empfohlen. Gemeinsam ist allen für diese Klimate ungeeigneten Erkrankungen, daß sie keine Belastung erlauben. Die akuten Stadien bedürfen strengster Schonung, bei den chronischen Stadien ist die Gefahr der Dekompensation oder der Aktivierung entzündlicher Prozesse für Herzkranke, Nierenleidende usw. der Grund zur Warnung vor Klimakuren. Auch bei der Tuberkulose ist das Stadium und die Form der Erkrankung maßgebend für die klimatische Indikation. Mit zunehmender Belastbarkeit des Kranken steigt die Erfolgsaussicht. In dieser Beziehung unterscheiden sich die Empfehlungen für beide Klimate auch nicht in der Mahnung, alle zur Aktivierung neigenden fokalen Entzündungen vor der Kur zu beseitigen, da es in den meisten Fällen während der Akklimatisation zur Exacerbation kommt. Diese Erfahrung konnte auch an dem vorliegenden Krankengut weitgehend bestätigt werden. Bei den als gesund angesehenen Studenten führten die während der Akklimatisation auftretende Angina, Parulis usw. überhaupt erst zur Erkennung des vorher nicht beachteten Fokus.

Aus diesen Gegenindikationen läßt sich aber nicht ohne weiteres der Nutzen der Klimatherapie für einen großen Teil besonders der chronischen Erkrankungen und sog. »funktionellen Störungen« ableiten. Da über die Wirkungsweise dieser beiden Klimate auf spezielle Leiden, wie in der Einleitung hervorgehoben, keine Klarheit besteht, kann die Indikation auch nicht direkt aus dem akuten Effekt einzelner Klimafaktoren gefolgert werden. Und selbst die in den vorangegangenen Kapiteln ausführlich diskutierten Untersuchungsergebnisse geben kaum verbindliche Hinweise auf eine spezifische und therapeutisch erwünschte Beeinflussung einzelner Krankheiten durch das Klima. So ist es nicht verwunderlich, daß auch heute noch mehrere, z. T. gegensätzlich scheinende Meinungen über das Wesen der Klimatherapie bestehen. Immerhin lassen sich aus den vielen Ansichten drei übergeordnete Wirkprinzipien herauslesen:

a) die Ausschaltung einzelner schädigender Klimafaktoren durch die Verschickung *(Schonung)*;
b) das Vorhandensein spezifisch auf den Krankheitsprozeß wirkender Klimafaktoren in dem betreffenden Klima *(spezifische Wirkung)*;
c) der Wert der Anpassung an die klimatische Belastung für die Ausheilung der Krankheit *(»Umstimmung«)*.

In den folgenden Abschnitten soll die Frage der Ausnutzung des Nordsee- und Hochgebirgsklimas zur Behandlung innerer Erkrankungen im Zusammenhang mit den beschriebenen Untersuchungen nach diesen drei Gesichtspunkten diskutiert werden.

A. Blutkrankheiten

Eine der ältesten Indikationen für das Hochgebirgsklima sind die hypochromen und sekundären Anaemien (Stäubli 193, Amelung 3, Hittmair 79).

Zu a): (Schonung) Das Fehlen von Luftverunreinigung, Schwüle usw. im Hochgebirge dürfte nur eine untergeordnete therapeutische Rolle für den Patienten spielen.

Zu b): (Spezifische Wirkung) Spezifische, die Erythropoese direkt fördernde Klimafaktoren sind nicht bekannt, die vorliegenden Untersuchungen lassen im Gegenteil erkennen, daß schon in 2000 m Höhe auch bei Patienten mit normalem Blutbild ein larvierter Eisenmangel während der Anpassung entsteht (Abb. 18).

Zu c): (Umstimmung) Fast ausschließlich sind es die körpereigenen Reaktionen auf die klimatische Belastung, speziell auf den »formativen

Reiz des erniedrigten Sauerstoffpartialdruckes« (STRASSBURGER und ISAAC 198), die zur therapeutisch erwünschten reaktiven Erythropoese führen. Daß der Sauerstoffpartialdruck nicht allein wirksam wird, zeigen die Erfahrungen an der Nordsee, wo ebenfalls im Verlauf der Anpassungsvorgänge deutliche Zunahmen der Erythrozytenzahl und des Haemoglobins bei anaemischen Personen beobachtet wurden (HAEBERLIN 61 u. a.). Auch HITTMAIR (79) sieht in der klimabedingten Umstellung der vegetativen Zentren die Ursache für den therapeutischen Erfolg. Neben dem O_2-Partialdruck wird die Ultraviolettstrahlung als auslösender Reiz für Erythro- und auch Leukopoese diskutiert (KIMMIG und WISKEMANN 111). Aus diesem Grund ist es durchaus sinnvoll, die reaktiven Leistungen des Organismus durch Substitution von Eisen und Vitaminen während der ersten Wochen zu unterstützen, auch wenn diese Behandlung vorher am Heimatort, also ohne klimatische Reizwirkung, nicht zu einem bleibenden Erfolg geführt hat.

Bei Erkrankungen im weißen Blutbild ist weder nach theoretischen Überlegungen noch praktischen Erfahrungen eine Besserung in diesen Klimaten zu erwarten. Eine Ausnahme macht nach neueren Erfahrungen die Leukopenie nach leichten Röntgenstrahlenschädigungen, die – wohl ebenfalls im Zuge der reaktiven Anpassungsvorgänge – im Nordseeklima günstig beeinflußt werden soll (BENSCH, pers. Mittg.) Voraussetzung ist hier ein noch reaktionsfähiges Knochenmark. Als wirksamer Klimafaktor kommt u. a. die Sonnenstrahlung in Frage (SPODE 189).

B. Herzkrankheiten

1. VITIEN UND SCHÄDIGUNG DES ARBEITSMYOCARDS

Zu a): (Schonung) Für Kranke mit Vitien und Schädigungen des Myocards wird sich in jedem Fall das Fehlen der Schwüle, die reine Luft und die Nebelfreiheit (bzw. Sauberkeit der Nebel) in beiden Klimaten günstig auswirken.

Zu b): (Spezifische Wirkung) Ein spezifisch auf das Herz wirkender Klimafaktor ist unbekannt.

Zu c): (Umstimmung) Der Nutzen oder Schaden bei Herzkranken hängt von der Belastbarkeit des Herzens ab. Während dekompensierte Klappenfehler, myogene Dekompensation bei Hypertonie, rezidivierende Endo- und Myocarditis sowie die konstriktive Pericarditis wegen der Schonungsbedürftigkeit seit je zu den absoluten Gegenindikationen für diese reizstarken Klimate zählen, ist für Kranke ohne Zeichen einer Dekompensation ein gewisser Wandel eingetreten. Neben den unter a) genannten Faktoren sind es die in der vorliegenden Arbeit näher untersuchten Anpassungsvorgänge, die, wenn das Krankheitsstadium eine »heilsame« Störwirkung (GOLLWITZER-MEIER 54) erlaubt, durch die Normalisierung der Kreislauffunktion das Herz entlasten. Die Erfahrungen sind im Hochgebirge günstiger als an der Nordsee. Die von STÄUBLI (193) 1913 mitgeteilten Beobachtungen in 1850 m Höhe wurden während und nach dem Kriege von HITTMAIR, HALHUBER (64) sowie von OETTLI (149) an einem großen Krankengut in 1200–1800 m Höhe bestätigt. Die früher verbreitete Angst vor Höhen über 1000 m hat sich bei diesen Patienten als unbegründet erwiesen (SARRE 172), vorausgesetzt, daß keine Zeichen der Dekompensation vorhanden sind. Relativ gefährdet scheinen jedoch in jedem Fall Mitralstenosen zu sein (s. Kap. III, A, 1). In den vorliegenden Meßreihen waren in den Alpen die Anpassungsvorgänge durch eine Abnahme des elastischen Kreislaufwiderstandes, an der See dagegen durch eine Zunahme charakterisiert (s. Kap. IV, C). Gleichzeitig ließ sich eine Harmonisierung der Pulsfrequenz mit der Grundschwingungsfrequenz sowie der Pulsfrequenz mit der Atemfrequenz nachweisen (s. Kap. IV, B). Ob die Tonusabnahme der Arterien und die resultierende Einstellung auf einen Normalwert zusammen mit der Zunahme der Resonanzerscheinungen eine der Ursachen für die beobachtete Besserung der Kreislauffunktion bei Herzkranken besonders im Hochgebirge ist, kann nicht sicher entschieden werden. Hinzu kommt wahrscheinlich eine Besserung der Sauerstoffversorgung durch die reaktive Erythropoese und die am Akklimatisierten meßbare Zunahme der maximal möglichen Lungenventilation. Zu erwägen ist auch die gesteigerte und zu deutlich meßbarem Gewichtsverlust führende Wasserabgabe des Körpers während der Hochgebirgsanpassung.

Größere Höhen über 2000 m sind nach allen Erfahrungen für jeden Herzkranken kontraindiziert, da dort während der Anpassung eine erhebliche Zunahme der Blutfülle im Thorax (MONGE und Mitarb., 142) und eine Zunahme des Blutdrucks in der A. pulmonalis (ROTTA und Mitarb., 169) Ursache eines akuten Lungenödems werden können, wie es besonders in hoch gelegenen südamerikanischen Städten in den ersten Höhentagen häufiger beobachtet wird (HURTADO 85, HULTGREN, SICKARD, HELLRIEGEL und HOUSTON 84).

Die Anpassungsreaktion an das Nordseeklima stellt auch für den voll kompensierten Herzkranken nach allen klinischen Erfahrungen eine Belastung dar, die einen sorgfältigen, sehr schonenden Kurplan einschließlich medikamentöser Therapie erfordert (Aschenbrenner 7). Die hier nicht diskutierten Verhältnisse an der klimatisch reizmilderen Ostsee sind für Herzkranke günstiger (Curschmann 23). Prinzipiell ergibt sich, daß die Anpassungsvorgänge an das Nordseeklima mit Steigerung des elastischen Kreislaufwiderstandes und Neigung zu Tachycardien (s. Kap. IV, C) für das insuffiziente Herz eine gewisse Gefahr bedeuten, die eine Ausnutzung zur Therapie nur im Ausnahmefall erlauben.

2. CORONARE DURCHBLUTUNGSSTÖRUNGEN

Zu a): (Schonung) Ein gewisser Schutz vor Wettereinflüssen auf die Angina pectoris z. B. bei Polarlufteinbrüchen könnte von einer Verschikkung ins Hochgebirge erwartet werden, nicht aber von einer Versetzung ins Nordseeklima. Als »Schonklima« erscheint jedoch bei dieser Krankheit das Mittelgebirge günstiger.

Zu b): (Spezifische Wirkungen) Spezifisch wirkende Klimafaktoren sind nicht bekannt.

Zu c): (Umstimmung) Die Anpassungsvorgänge können sich über eine Besserung der gesamten Kreislauffunktion günstig für die Herzmuskeldurchblutung auswirken unter der Voraussetzung, daß die einzelnen Phasen der Akklimatisation gefahrlos durchlaufen werden können. Immer wieder wird von erfahrenen Klinikern über stenocardische Anfälle und sogar Infarkte, besonders Reinfarkte während der Anpassung an das Hochgebirgsklima berichtet (Forcher-Mayr 40, Oettli 149, Halhuber 64). Selbst im Mittelgebirge beobachtete Amelung (3) häufig zunehmende Beschwerden bis zur 4. Kurwoche.

Sowohl von Aschenbrenner (7) als von Curschmann (23) wird von der Behandlung der Angina pectoris an der See abgeraten und bei symptomfreien Patienten nach Infarkten zur Vorsicht gemahnt. Auch die sog. »nervöse Angina pectoris« bei Jugendlichen mit Kreislaufdysregulationen gilt nach Haeberlin und Goeters (63) als Gegenindikation. Während der Anpassung werden oft Zunahmen der Herzbeschwerden beobachtet. Auch hier deuten sich Zusammenhänge mit der gemessenen Steigerung des Arterientonus (s. Kap. IV, C) im Verlauf der Akklimatisation und andererseits mit den bekannten konsensuellen Gefäßkonstriktionen von Haut- und Herzkranzgefäßen durch die ständige Störwirkung der Abkühlung an der See an.

3. HERZRHYTHMUSSTÖRUNGEN

Zu a): (Schonung) Zur klimatischen Schonung erscheint das Mittelgebirge günstiger als das Hochgebirge und besonders die Nordsee.

Zu b): (Spezifische Wirkung) Eine direkte Beeinflussung von Herzrhythmusstörungen durch bestimmte Klimafaktoren ist nicht bekannt.

Zu c): (Umstimmung) Die von GRANDJEAN (57) beschriebene und bei den Untersuchungen in Obergurgl ebenfalls objektivierte Disposition zu Störungen der Reizbildung und Erregungsleitung des Herzens in einzelnen Phasen der Hochgebirgsanpassung, die sich meist in harmlosen supraventrikulären Extrasystolen oder einem passageren AV-Rhythmus äußert (Abb. 20, 21 und 22), mahnt zur Vorsicht bei Kranken mit ernsteren Rhythmusstörungen, z. B. bei Mitralstenosen mit Tendenz zur absoluten Arrhythmie oder bei paroxysmalen Tachycardien. Allerdings sind umfangreichere Erfahrungen hierüber u. W. nicht veröffentlicht worden.

Das Nordseeklima wird ebenfalls von CURSCHMANN (23), MEYER-SCHLITTE (137), ASCHENBRENNER (7), HAEBERLIN und GOETERS (63) zur Behandlung von Patienten mit Rhythmusstörung abgelehnt, zumal in vielen Fällen infektiös-toxische Prozesse, die während der Anpassung exacerbieren, die Ursache der Rhythmusstörung sind.

C. Kreislaufstörungen

1. ESSENTIELLE HYPERTONIE UND HYPERTONE KREISLAUFREGULATIONSSTÖRUNGEN

Zu a): (Schonung) Während sich die Ausschaltung psychischer Belastungen durch die Verschickung zweifellos günstig auswirkt, ist von einer Ausschaltung schädigender Klimafaktoren im hier besprochenen Rahmen nichts Wesentliches zu erwarten. (Die Beobachtung über das gehäufte Auftreten von Hypertonie im arktischen und subarktischen Klima und deren Verschwinden nach dem Übergang in gemäßigte Klimate (OTT 151; ITAHARA, FUKUCHI, FUJI-BAYASHI und YAMAGUCHI 88) fallen nicht in den Rahmen der vorliegenden Arbeit.)

Zu b): (Spezifische Wirkung) Ein direkter Klimaeinfluß auf den erhöhten Blutdruck könnte von der Wärme als Folge der Vasodilatation erwartet werden. Er wird jedoch erst beim längeren Aufenthalt in den Tropen deutlich (CASTELLANI 18, KNIPPING 112, JUNGMANN*) und dürfte für die hier diskutierten Klimate keine Rolle spielen.

Zu c): (Umstimmung) Von der heilsamen Störwirkung durch den Zwang zur Akklimatisation könnte genauso wie von körperlicher Ausarbeitung ein therapeutischer Effekt auf die nicht fixierte essentielle Hypertonie erwartet werden. Tatsächlich wird von STÄUBLI (193), OETTLI (149), MICHAUD (138) und von NONNENBRUCH (147) u. a. ein günstiger Einfluß des Hochgebirgsklimas, von CURSCHMANN (25), HAEBERLIN und GOETERS (63) auch des Nordseeklimas mitgeteilt. Allerdings beziehen sich die Nordseebeobachtungen mehr auf die Wirkung der Bäderbehandlung als auf die isolierte Klimawirkung (HAEBERLIN und GOETERS 63). Nach ASCHENBRENNER (7) sind besonders die »roten« Hypertoniker mit pyknischem Habitus für die Nordsee geeignet. Letztere stehen bereits den sog. hypertonen Kreislaufregulationsstörungen (SCHELLONG und LÜDERITZ 179) nahe, die durch die Störwirkung der klimatischen Belastung fast immer günstig beeinflußt werden. Im Hochgebirge sind es besonders diejenigen Formen, die sich durch Neigung zu Gefäßspasmen durch einen erhöhten elastischen Widerstand und durch Tachycardien auszeichnen, die im Verlaufe der Klimaanpassung ihre Symptomatik verlieren. Nach KEYS (110) sowie HURTADO (85) sind in höheren Gebirgsgegenden Hypertonien auffallend selten. Auch hier drängt sich ein Zusammenhang mit der regelmäßigen Senkung des Arterientonus (s. Kap. IV, C) im Gebirge auf. In den hier diskutierten Versuchsgruppen befanden sich 3 Patienten mit hypertonen Kreislaufregulationsstörungen. Eine 30jährige Frau mit labilen Blutdruckwerten zwischen 140 und 180 mm Hg systolisch und einem E' von 2200 dyn blieb nach dem vierwöchigen Aufenthalt in 900 bis 2000 m Höhe (Patscherkofel) über ein halbes Jahr normoton und beschwerdefrei. 2 Studenten mit sehr konstanten Blutdruckwerten um 140 bzw. 160 mm Hg systolisch zeigten während des Aufenthaltes in 2000 m Höhe keine eindeutige Blutdrucksenkung. Ausführliche Nachuntersuchungen konnten bei diesen beiden Fällen

*) Ztschr. Tropenmed. 13, 137/1962

allerdings nicht durchgeführt werden. Diese wenigen Beobachtungen erlauben also kein Urteil über den Wert der Klimatherapie bei hypertonen Kreislaufregulationsstörungen. U. W. sind auch in der Literatur keine zahlenmäßigen Angaben mit katamnestischen Nachprüfungen nach Abschluß einer Kur in diesen beiden Klimaten niedergelegt. Deshalb kann nur in Anlehnung an die allgemeinen Erfahrungen vermutet werden, daß eine kritische Nachprüfung der therapeutischen Wirkung besonders der Hochgebirgsanpassung auf die nicht fixierte Hypertonie aussichtsreich erscheint.

2. HYPOTONE KREISLAUFREGULATIONSSTÖRUNGEN

Zu a): (Schonung) Für die mannigfaltigen, unter dem Begriff des orthostatischen Syndroms zusammengefaßten Funktionsstörungen darf das Fehlen der Schwüle in den hier diskutierten Klimaten als positiver Faktor gewertet werden.

Zu b): (Spezifische Wirkung) Die ständige, durch Temperatur, Feuchte und Wind, aber auch durch die »kurüblich« leichte Bekleidung an der Nordsee bewirkte Abkühlung stellt wegen der peripheren Vasokonstriktion einen direkten günstigen Einfluß auf hypotone Kreislaufregulationsstörungen dar.

Zu c): (Umstimmung) Die anpassungsbedingten Kreislaufveränderungen an der Nordsee mit Zunahme des Arterientonus fügen sich den günstigen Erfahrungen ein, die allgemein bei dieser Form von Regulationsstörungen im Nordseeklima gemacht wurden. In den Versuchsgruppen befanden sich 23 Patienten mit dieser Symptomatik, davon 14 in den Nordseegruppen. Ausnahmslos verloren diese Patienten ihre Beschwerden noch während des Klimaaufenthaltes. Im Hochgebirge waren die Erfahrungen nicht so günstig. Von den 9 beobachteten Fällen verloren 4 ihre Kreislaufstörung während und nach der Kur, bei 5 Patienten bestanden sie während der Kur unverändert weiter. Unter diesen befand sich der Patient mit dem niedrigsten elastischen Kreislaufwiderstand aller Versuchspersonen.

3. KREISLAUFDYSREGULATION UND VEGETATIVE STÖRUNGEN OHNE OBJEKTIVIERBAREN BEFUND

Zu a): (Schonung) Die Ausschaltung schädigender Klimafaktoren bedeutet für diese Patienten keine Therapie. Günstig wirkt sich wahrscheinlich die Unterbrechung psychischer Belastungen durch die Verschickung aus.

Zu b): (Spezifische Wirkung) Da die Pathogenese dieser großen Gruppe vielgestaltiger Störungen problematisch ist, finden sich keine Anhaltspunkte für eine direkt heilende Einwirkung einzelner Klimafaktoren. Diskutiert wurde in diesem Sinne verschiedentlich die Ultraviolettstrahlung als eine Art Substitution im Hinblick auf die Strahlungsarmut des Großstadtklimas (Anheliose). Deren langwelliger Anteil übt vermutlich einen direkten Einfluß auf die in der Haut liegenden vegetativen Nervenfasern aus (KIMMIG und WISKEMANN 111). Die wiederholt bestätigte dämpfende Wirkung kombinierter, im natürlichen Sonnenlicht in optimalem Verhältnis vorhandener Ultraviolett- und Infrarotstrahlen auf neurovegetative Funktionen (GIERSBERG 48), beruht sehr wahrscheinlich nicht auf einer direkten spezifischen Wirkung des Lichtes auf chemische Vorgänge in der Haut, sondern auf Sekundärreaktionen und Anpassungsvorgängen (KIMMIG und WISKEMANN 111) und gehört damit zu Punkt c. Von manchen Autoren wird dem Ozon- und dem Mineralgehalt des Aerosols an der See Bedeutung zugemessen.

Zu c): (Umstimmung) Das durch die klimatische Störwirkung und die erzwungene Anpassung an die klimatische Belastung hervorgerufene Kreislauftraining (»Training en repos«, HAEBERLIN 60) steht bei dieser großen Krankheitsgruppe ganz im Mittelpunkt des therapeutischen Effektes. HILDEBRANDT (8) sieht in den Akklimatisationsvorgängen eine »reizbedingte Auflockerung festgefahrener Funktionsweisen«. In dem hier untersuchten Patientengut waren es 45 Personen mit charakteristischen Symptomen dieser Störungen. Sie sprachen sämtlich auf die Klimakuren gut an, allerdings mit z. T. erheblichen vorübergehenden Beschwerden in einzelnen Phasen der Anpassung.

Als Beispiel sei eine 36jährige Patientin genannt, deren Beschwerden hauptsächlich in vegetativen Anfällen mit tetanoiden Symptomen bei normalem Calziumspiegel im Serum, normalem Grundumsatz, unauffälligem Blutdruck und einem etwas erhöhten elastischen Kreislaufwiderstand von 1750 dyn vor Kurantritt bestanden. Im letzten halben Jahr waren die Anfälle wöchentlich ein- bis zweimal aufgetreten. Im Hochgebirge kam es in der zweiten Kurwoche zu einem besonders schweren Anfall, der eine Calziuminjektion notwendig machte. Damit hörten die Anfälle auf. In den folgenden 7 Monaten verspürte sie nur einmal im Anschluß an eine erregte berufliche Auseinandersetzung wieder ähnliche, aber leichte Beschwerden.

In den Nordseegruppen befand sich eine 44jährige Frau mit praktisch gleichen Beschwerden und einem E' von 1760 dyn vor der Abreise. Bei ihr trat am Ende der ersten Woche und am Anfang der vierten Kurwoche ein besonders schwerer Anfall auf. Nach der Rückkehr ließ sich noch über mehrere Monate eine völlige Beschwerdefreiheit kontrollieren.

Insgesamt entstand bei den Untersuchungen der Eindruck, daß diese Patienten in beiden Klimaten gut ansprachen, aber die Symptome der Anpassungsschwierigkeiten (Kurreaktion) zum Teil sehr deutlich in Erscheinung traten. Sie hatten jedoch auf den nachhaltigen Erfolg keinen negativen Einfluß. In den meisten Fällen waren an der Nordsee die Symptome der Anpassungsreaktion in der 2. und 3. Woche am auffälligsten, im Hochgebirge auch in den ersten Höhentagen. Der Kurerfolg zeigte gerade bei diesen Patienten eine gute Beziehung zur Höhe des elastischen Kreislaufwiderstandes vor Antritt der Kur (s. Kap. IV, C).

Da bei dieser Krankheitsgruppe als führendes Symptom eine Abnahme der körperlichen Leistungsfähigkeit besteht, sei in diesem Zusammenhang auch die Steigerung der körperlichen Leistungsfähigkeit durch erythemerzeugende Dosen von Ultraviolettstrahlen (LEHMANN 122) erwähnt. Auch diese tritt erst nach vorübergehender Leistungsminderung im Zuge der Anpassung an wiederholte Bestrahlungen in Erscheinung (KIMMIG und WISKEMANN 111). Es genügt eine zum Erythem mittleren Grades führende Bestrahlung pro Woche. Die maximale Leistungssteigerung wird von der vierten Woche an deutlich. In beiden hier diskutierten Klimaten ist das Strahlungsangebot ausreichend, um diesen Effekt zu erzeugen.

4. ARTERIOSKLEROSE

Zu a): (Schonung) Die geographisch unterschiedliche Verbreitung der Arteriosklerose hängt unter anderem mit der Lebensweise und Ernährung zusammen, die ihrerseits auch vom Klima geprägt sind. Ein Schutz vor einzelnen belastenden Klimafaktoren der Städte und des flachen Binnenlandes sind in therapeutischer Hinsicht bedeutungslos.

Zu b): (Spezifische Wirkung) Ein direkter Einfluß bestimmter Klimafaktoren auf degenerative Gefäßwanderkrankungen ist nicht bekannt.

Zu c): (Umstimmung) Die an der Nordsee vielfach nachgewiesenen reaktiven Veränderungen im Stoffwechsel (KESTNER 107, 108, 109, HAEBERLIN und GOETERS 63) bilden eine gute Basis für die Sklerosebehandlung. Der Zwang zur Anpassung (Abhärtung) an das Seeklima ersetzt offenbar in gewissem Grade ein muskuläres Training, dessen Wert für die Therapie und auch Prophylaxe der Arteriosklerose heute nicht bezweifelt wird. Hinzukommt die Umstellung der Kreislaufregulation in Richtung eines »Sympathicotonus« (HAEBERLIN 60), die sich besonders bei Sklerotikern mit niedrigem Blutdruck günstig auswirkt und das »Kreislauftraining« im Zuge der ständig wechselnd beanspruchten Wärmeregulation (PIRLET 160). Die guten Behandlungserfolge an der See bei Kranken ohne stärkere Coronarinsuffizienz, die DAREMBERG von einem »paradis des arteriosclereux« sprechen ließen (zit. n. HAEBERLIN u. GOETERS 63), beruhen aber nicht allein auf dem Klimaeinfluß, sondern auch auf dem Effekt der Bäder, der körperlichen Ausarbeitung und einer entsprechenden Ernährung.

Aus dem Hochgebirge liegen weder eindeutig positive noch begründete negative Erfahrungen vor.

D. Endokrine Erkrankungen

1. SCHILDDRÜSENÜBERFUNKTION

Zu a): (Schonung) Diese in ihrer Symptomatik der vorgenannten Gruppe sehr ähnliche Störung wird durch die Ausschaltung schädigender Klimafaktoren kaum therapeutisch beeinflußt, stärker dagegen durch die Unterbrechung arbeitsmäßiger, familiärer und psychischer Belastungen.

Zu b): (Spezifische Wirkung) Viel diskutiert wurde der Einfluß des relativ hohen Jodgehaltes der Seeluft, mehr noch derjenige der Milch der Inselkühe und das aus dem Watt stammende, die Haut passierende elementare Jod an der Nordsee. Die Verhältnisse sind u. W. nicht völlig geklärt. Eine grobe Überschlagrechnung zeigt jedoch, daß unter optimalen Bedingungen nach den Messungen von CAUER (19) auf der Insel Föhr mit der Atemluft bis 120 γ Jod/Tag inhaliert werden, die bei vollständiger Resorption den Tagesbedarf decken könnten. Der Jodgehalt des Seewassers ist mit ungefähr 23 γ/Liter viel geringer, als allgemein angenommen wird, derjenige der Milch der Inselkühe mit durchschnittlich 120 γ/Liter dagegen deutlich gegenüber der Binnenlandmilch erhöht (MIETHKE und SCHLAG 140). Verglichen mit therapeutisch angewandten Jodpräparaten, z. B.

LUGOLscher Lösung, die ungefähr 5 mg = 5000 γ Jod in 1 Tropfen enthält, ist das Jodangebot an der Nordsee gering. Nach den Untersuchungen von HÄUSLER (71) sind etwa 3000–5000 γ J_2/d notwendig, um eine Stoffwechselwirkung hervorzurufen. Damit erscheint die direkte Jodwirkung im Nordseeklima besonders aus dem Aerosol von geringer Bedeutung.

Im Hochgebirge dagegen wird von vielen Autoren eine spezifische Beeinflussung der Schilddrüse durch die Jodarmut der Luft, des Wassers und der Nahrungsmittel diskutiert (KÜHNAU 119, AMELUNG 3).

Zu c): (Umstimmung) Schilddrüsenüberfunktionen zeigen erfahrungsgemäß sehr charakteristische Symptome während der Anpassung. Im Hochgebirge kommt es in den ersten Tagen oft zu einer vorübergehenden Zunahme der Beschwerden (s. Kap. IV, A), der eine nachhaltige Besserung folgt (STILLER 195, STÄUBLI 193, HOLMQUIST 83, MICHEL 139, MARK 131, AMELUNG 3, BREITNER 15, HAUS und JUNGMANN 70). An der Nordsee dagegen steigern sich die Beschwerden in vielen Fällen über mehrere Wochen, machen eine sedative Behandlung notwendig und führen oft zur Abreise des Kranken. Wiederholt wurden auch bei Patienten mit normaler Schilddrüsenfunktion Grundumsatzsteigerungen gemessen (KESTNER 107, HAEBERLIN und MÜLLER 62). Die beiden hierher gehörigen Patienten der diskutierten Versuchsgruppen, von denen einer an der Nordsee und einer in den Alpen in 1200 m Höhe beobachtet wurde, fügen sich im Verlauf ihrer Beschwerden in diese unterschiedliche Reaktionsweise auf die beiden Klimate ein. HAEBERLIN und GOETERS (63) lehnen die Behandlung von Hyperthyreosen im Nordseeklima ab. Auch AMELUNG (3) sah in mehreren Fällen Exacerbationen einer BASEDOWschen Erkrankung durch einen Aufenthalt auf den Friesischen Inseln. Andererseits wird verschiedentlich auch von günstigen Erfahrungen bei leichteren Formen an der See berichtet, vorausgesetzt, daß die Kuren lange genug, mindestens 6 Wochen, ausgedehnt werden (SIEMENS 188). Die vorliegenden Untersuchungen zeigen, daß die Anpassungsreaktion an das Nordseeklima mit Neigung zu Tachycardien, Steigerung des elastischen Kreislaufwiderstandes und Auftreten von Unruhegefühl und Schlaflosigkeit nach 4 Wochen im wesentlichen abgeschlossen sind und einer Normalisierung Platz machen. Es ist denkbar, daß nach Vollendung der Anpassung bei leichten Fällen zu diesem Zeitpunkt der bleibende Therapieerfolg eintritt.

Im Hochgebirge kommt es nach vielseitiger Erfahrung sehr viel früher zur Abnahme der Symptome, spätestens nach Abschluß der durch initiale Zunahme des elastischen Kreislaufwiderstandes, Tachycardien, Zunahme der Cortisolausscheidung, Gewichtsabnahme und subjektiv besonders durch Schlafstörungen charakterisierten Phase in den ersten Höhentagen (s. Kap. IV, A). Eine Dämpfung der Schilddrüsenfunktion im Hochgebirge konnte von HOLMQUIST (83) auch tierexperimentell an der verminderten Wirksamkeit des thyreotropen Vorderlappenhormons bestätigt werden.
Bei leichten Formen der Schilddrüsenüberfunktion (sog. Hyperthyreoid) kann auch von der dämpfenden Wirkung der im Sonnenlicht vorhandenen Ultraviolett- und Infrarotstrahlung (GIERSBERG 48) ein therapeutischer Effekt erwartet werden, allerdings in diesen Fällen unter strenger Vermeidung eines Erythems.
Wenn auch bei der Schilddrüsenüberfunktion eine (unter b diskutierte) direkte Klimawirkung nicht von der allgemeinen »Umstimmung« abgegrenzt werden kann, so macht doch z. B. der phasische Verlauf der Beschwerden wahrscheinlich, daß die für das Hochgebirge charakteristische Form der *Anpassung* an die klimatische Störwirkung wesentliche Ursache des Therapieerfolges ist.

2. HYPOTHYREOSE UND ANDERE ENDOKRINE ERKRANKUNGEN

Zu a): (Schonung) Von der Ausschaltung schädigender Klimafaktoren ist für diese Gruppe von Erkrankungen keine heilende Wirkung zu erwarten.

Zu b): (Spezifische Wirkung) Vom Hochgebirgsklima sind keine spezifisch wirksamen Faktoren bekannt. An der Nordsee reicht nach HAEBERLIN und GOETERS (63) der Jodgehalt der Seeluft nicht aus, um ein Joddefizit bei Hypothyreosen auszugleichen.

Zu c): (Umstimmung) Ein nicht oder zu wenig reaktionsfähiges Organ erscheint von vornherein ungeeignet für den heilsamen Einfluß klimatischer Störwirkungen. Die Erfahrungen vieler Autoren sprechen durchaus in diesem Sinne. HAEBERLIN und GOETERS (63) lehnen an der Nordsee die Behandlung von Hypothyreosen sowie Erkrankungen der Hypophyse, Nebennieren und Keimdrüsen ab. PHILIPSBORN (161) u. a. halten die Behandlung dieser Krankheiten auch im Hochgebirgsklima nicht für vorteilhaft. Eine Ausnahme bildet der Diabetes mellitus, der aus bisher unbekannten Gründen in leichten

Fällen im Hochgebirgsklima (AGGAZOTTI 1, MARPURGO 143, LOEWY 127, GIGON 49, STÄUBLI 193, SCHÄFFLER und FLURY 177) weniger Insulin benötigen soll. HAEBERLIN und GOETERS (63) bezeichnen auch den Diabetes mellitus als absolute Gegenindikation gegen die Nordseekur, während MENGER neuerdings bei Kindern über gute Erfahrungen berichtet.

E. Erkrankungen der Atmungsorgane

Die Erkrankungen der Atmungsorgane nehmen in den Indikationslisten beider Klimaregionen eine hervorragende Stelle ein.

1. KATARRHE, CHRONISCHE UND SPASTISCHE BRONCHITIS

Zu a): (Schonung) Für diese Gruppe von Krankheiten hat das Fehlen von Luftverunreinigungen sowohl im Hochgebirge als auch an der Nordsee bei Winden aus Südwest bis Nord eine wesentliche Bedeutung. Einen Anhalt für die Luftreinheit geben die Kernzahlen, also die Anzahl fester aspirierbarer Partikel im Kubikzentimeter Luft. Während in den Großstädten im Durchschnitt 50 000 bis 100 000 Kerne in cm^3 Luft enthalten sind, betragen die Kernzahlen an der Nordsee bei Seewind etwa $3000/cm^3$, auf den Alpengipfeln (Zugspitze) nur ungefähr $400/cm^3$ (LEISTNER 123). Außerdem unterscheiden sich die Kerne in ihrer chemischen Zusammensetzung zwischen Binnenland und See. In der Meeresluft sind es vorwiegend Dispersionskerne aus dem Meerwasser, in der Landluft meist Verbrennungskerne unterschiedlicher Zusammensetzung sowie apathogene und auch pathogene Keime (CONCORNOTTI 21 KÄMMERER 102, STORM van LEEUWEN 197).

Selbst bei einer Entzündung der Schleimhäute ist also die Gefahr einer zusätzlichen Reizung durch das Aerosol und einer Superinfektion durch Luftverunreinigung an der Nordsee und im Hochgebirge gering (ZUNTZ 218).

Zu b): (Spezifische Wirkung). Für die Strandzone der Nordsee wird die relativ hohe Luftfeuchtigkeit und der Gehalt an versprühten Meerwasserteilchen von vielen Autoren als spezifischer Heilfaktor betont. PFLEIDERER (158) bezeichnet die Brandungszone als »natürliches Inhalatorium«. JESSEL (90) hat in umfangreichen Messungen nachgewiesen, daß allerdings die meisten Sprühteilchen des Meerwassers wegen ihrer Größe gar nicht bis in die feineren Verzweigungen der Bronchien vordringen können, sondern auf der Haut und im Nasen-Rachen-Raum niedergeschlagen werden. An Brandungstagen beträgt der Niederschlag bis 100 γ/cm^2 NaCl pro Stunde. Der aspirierbare Anteil wird für die Brandungszone mit 550 γ/cm^3 NaCl Luft als Maximum angegeben. Schon 100 bis 200 Meter landeinwärts ist der Luftsalzgehalt auch bei Seewind auf etwa den zehnten Teil vermindert. Obgleich die peripheren Bereiche des Bronchialsystems von den meisten Sprühteilchen des Meerwassers nicht erreicht werden, nimmt auch JESSEL eine direkte spezifische Wirkung des aus dem Meer stammenden Aerosols an. OTTO berichtet schließlich über gute Erfolge bei chronischer Bronchitis, wenn Atemübungen nicht im Zimmer, sondern in der Brandungszone durchgeführt wurden (152)*).

Als spezifisch wirksamer Faktor wird auch das in der See- und Gebirgsluft relativ reichlich vorhandene Ozon diskutiert (CAUER 20, JESSEL 90), ebenso das pH des Aerosols, das in beiden Klimaten niedrig ist – nach CAUER (20) unter 5,5. Letzterem wird von CAUER (20) eine bakterizide Potenz zugeschrieben.

Interessant, wenn auch nicht endgültig erwiesen, sind die Befunde von WELS (206, 207) über die verstärkte Reduktionswirkung der Hautthiole unter dem Einfluß der Ultraviolett- und der sichtbaren Lichtstrahlung und die dadurch verbesserte Entgiftungsfunktion der Sulfhydrile. Ebenso werden Zunahmen der natürlichen Abwehrstoffe gegen Infektionen durch Sonnenstrahlung diskutiert. Beobachtet wurden Anstiege des Alexin-Komplement-Opsoningehaltes, des phagozytären Index und der Serumlipase (KIMMIG und WISKEMANN 111).

Zu c): (Umstimmung) Ein wesentlicher Faktor der Heilwirkung sowohl des Nordsee- als auch des Hochgebirgsklimas auf Erkrankungen der Atemwege ist in der Anpassung an die klimatische Belastung in Form einer Abhärtung zu sehen. GOETERS (51, 52) hält für die Nordsee diesen Effekt für den wesentlichsten überhaupt. Besonders die nach erfolgter Anpassung verbesserte Durchblutung der Schleimhäute bei brüsker Abkühlung (HESSBRÜGGEN 72, MARSHAK und VERESCHAGIN 132, SCHMIDT und KAIRIES 181) wird von GOETERS (63)

*) Neuerdings hat G. Evers in einer Dissertation die Überlegenheit von Meerwasserinhalationen und vom Aufenthalt in der Brandungszone über einfache Süßwasser- und NaCl-Inhalationen bei chronischer Bronchitis bestätigen können.

unter der Bezeichnung »Nasaroffsches Phänomen der Schleimhäute« als Therapieprinzip hervorgehoben. Es ginge über den Rahmen dieser Arbeit hinaus, ausführlich auf das Problem der »Abhärtung« einzugehen. Kein Zweifel aber besteht, daß es sich dabei um eine Ausbildung bzw. Übung (Training) körpereigener Reaktionen gegen klimatische Belastungen handelt. Nach Goeters (51, 52) wird der Circulus vitiosus: Bronchitisneigung — Verweichlichung — vermehrte Disposition für Infekte der oberen Luftwege an der See unter optimalen Bedingungen durchbrochen.

Die Trockenheit der Höhenluft wirkt primär reizend (belastend) auf die Schleimhaut der oberen Luftwege. Die allgemeine Erfahrung und auch die Beobachtung der vorliegenden Versuchsreihen stimmen darin überein, daß der Neuankömmling zu Heiserkeit und Reizhusten neigt. Meßergebnisse der Expirationsstromstärke zeigten regelmäßig eine Abnahme nach dem Übergang in das Hochgebirgsklima (Abb. 11). Ebenso wird die Vitalkapazität vorübergehend vermindert (Abb. 10); (s. a. Balzar, Gabel, Halhuber, Hildebrandt und Jungmann 8). Der therapeutische Nutzen entspringt auch hier erst der reaktiven Anpassungsleistung der Bronchialschleimhaut an die Höhenluft.

In diesen Zusammenhang gehört auch die Frage der Resistenzerhöhung gegen Infekte der Atemwege durch vermehrte Ultraviolett-Exposition (s. a. unter Punkt b). Wiederholte Bestrahlungen bis zum Auftreten leichter Erytheme führen primär zu einer etwas gesteigerten Entzündungsbereitschaft auch der Schleimhäute (Sonnenbronchitis). Im Verlauf der reaktiven Anpassungsvorgänge aber entsteht eine anhaltende Resistenz gegen Infekte, die von Schuth, Landschütz und Irmer (185) in großen Reihenuntersuchungen an Bergleuten nachgewiesen werden konnte. Es ist nicht ganz geklärt, ob es sich bei dieser strahlenbedingten Resistenzerhöhung um eine direkte Beeinflussung immunbiologischer Vorgänge in der Haut (zu Punkt b gehörig) oder um reaktive Vorgänge, ausgelöst durch den Strahlenreiz bzw. das Erythem, handelt. Die Ausnutzung der natürlichen Ultraviolettstrahlung ist an der See durch den weiten Horizont (Himmelsstrahlung), im Gebirge durch die Höhe und z. T. durch Reflexion vom Schnee begünstigt.

Wesentlich geringer sind die therapeutischen Klimawirkungen bei Bronchiektasen und beim Emphysem (Sauer 173). Bei diesen ist die Reaktionsfähigkeit der Lunge aufgrund pathologisch-anatomischer Umbauvorgänge bereits stark vermindert. Besteht außerdem eine

Schädigung des Herzens (cor pulmonale), so wurden wiederholt Dekompensationen als Folge der klimatischen Belastung beobachtet (CURSCHMANN 23, HAEBERLIN und GOETERS 63, GLATZEL 50).

2. ASTHMA BRONCHIALE

Zu a): (Schonung) Die Ausschaltung von Luftallergenen an der See und in hohen Gebirgslagen bedeutet für den Asthmatiker einen wichtigen Anlaß zur Verschickung. Wenn auch dabei mehr eine Entlastung als eine Heilung im Vordergrund steht, so gibt doch diese Pause in den Krankheitserscheinungen Zeit zum Ausheilen der fast regelmäßig vorhandenen Bronchitis. Besonders wichtig erscheint dieses Prinzip der klimatischen Schonnung bei Kranken, die am Heimatort nur durch hohe Dosen von Asthmolytica oder Cortison anfallsfrei gehalten werden können. Die durch das Klima ermöglichte Reduzierung der Medikamente schafft nicht nur für physikalisch-therapeutische Maßnahmen, sondern auch für die Psychotherapie eine außerordentlich günstige Basis, die bisher wohl viel zu wenig genutzt wird.

Zu b): (Spezifische Wirkung) Die gleichen Faktoren, die eine spezifische Wirkung auf die Bronchialschleimhaut bei der chronischen Bronchitis ausüben, werden auch zur Therapie des Asthmas ausgenützt. Nach CAUER (19, 20) soll auch das pH der Nebelkerne einen spezifischen Einfluß ausüben. Wahrscheinlich handelt es sich aber auch dabei um eine Beeinflussung der Begleitbronchitis. Aus diesem Grunde sind nach den Erfahrungen von ROMINGER (168) die Erfolge bei der asthmatoiden Bronchitis wesentlich besser als beim echten allergischen Asthma. Ein direkt die Anfallsbereitschaft herabsetzender Klimafaktor ist bisher weder im Hochgebirge noch an der See gefunden worden.

Zu c): (Umstimmung) Die sehr problematische Aetiologie und Pathogenese des Asthmas und die enge Koppelung mit psychischen Faktoren kompliziert eine eingehende Diskussion über den Nutzen der reaktiven Anpassungsvorgänge. Immerhin werden die vielfach beobachteten Erfolge bei der Allergiebehandlung in beiden Klimaten von fast allen Autoren als Resultat der heilsamen Störwirkung diskutiert, die eine »reizbedingte Auflockerung festgefahrener Funktionsweisen« (HILDEBRANDT 74) bedeuten kann. Deshalb empfehlen MARCHIONINI und BORELLI (129) für Allergiker eine möglichst intensive Störwirkung, d. h. eine Verschickung in möglichst fremde

Klimaregionen. STÄHELIN (190) sah von der Schweiz aus bessere Erfolge an der Nordsee, MARCHIONINI und BORELLI (129) bei allen Formen der Allergie von Hamburg aus bessere Resultate im Hochgebirge in Höhen über 1500 m.

Zu erwähnen sind in diesem Zusammenhang auch die Tierversuche von PREUNER (162), der an sensibilisierten Meerschweinchen Asthmaanfälle durch Luftdruckänderungen provozieren konnte. Der Übergang ins Hochgebirge und die Benutzung von Bergbahnen muß deshalb eher als Störwirkung, weniger als Entlastung für den Asthmatiker angesehen werden, deren heilsamer Effekt erst aus der reaktiven Anpassung resultiert.

F. Tuberkulose

Die klimatische Behandlung der Tuberkulose hatte besonders im Schwarzwald und in den Alpen, aber auch an der Nordsee, zuerst in England und Dänemark, früher eine außerordentliche Bedeutung. Seit der Entdeckung der spezifisch auf den Erreger wirkenden Antibiotika ist die Klimatherapie in den Hintergrund getreten. Allerdings mehren sich in jüngster Zeit die Ansichten erfahrener Therapeuten, daß die Klimatherapie in Kombination mit der Chemotherapie und der chirurgischen Behandlung besonders nach Abklingen des akuten Stadiums Hervorragendes leistet (AMELUNG 4, EFFENBERGER 35, HAHNSTEIN 66, KOHLER 113).

1. LUNGENTUBERKULOSE

Zu a): (Schonung) Der Schutz vor schädigenden Klimafaktoren wie Luftverunreinigungen, Schwüle, Nebel usw. wirkt sich bei der Lungentuberkulose ohne Frage günstig aus, rechtfertigt aber nicht eine Verschickung in die beiden hier diskutierten reizstarken Klimate.

Zu b): (Spezifische Wirkung) Der spezifische Einfluß der bekannten Klimafaktoren auf die Atemwege, die für das Hochgebirge oder die Nordsee charakteristisch sind, wurde im Zusammenhang mit der chronischen Bronchitis bereits besprochen. Ihre Bedeutung für die Behandlung der Lungentuberkulose ist sicher groß, aber schwer abzugrenzen.

Zu c): (Umstimmung) Der Nutzen körpereigener Anpassungsvorgänge für die Ausheilung der Lungentuberkulose hängt einerseits von der Belastbarkeit des Kranken und damit vom Stadium und der Form der Erkrankung ab, andererseits von der Dosierung der klimatischen Faktoren. Nach allgemeinen Erfahrungen sind alle schweren exsudativen Formen der Lungentuberkulose ungeeignet zur Behandlung in diesen beiden Klimaten (GÄHWYLER 47, v. PHILLIPSBORN 161, CURSCHMANN 25, HAEBERLIN und GOETERS 63), da die Anpassungsvorgänge eine zu starke Belastung bedeuten und Exacerbationen provozieren. Unter den entrinnbaren Klimafaktoren ist besonders die intensive Sonnenbestrahlung für die Aktivierung tuberkulöser Prozesse verantwortlich gemacht worden (CZERNY 26, BOCK 14). Aber auch der Zwang zur Anpassung an den gesamten übrigen Akkord der Klimafaktoren in diesen beiden Regionen kann eine Überforderung des Organismus bedeuten.

Besser sind die Erfahrungen mit produktiv-cirrhotischen Stadien in der Rekonvaleszenz besonders in den Alpen. Ein Hinweis, daß tatsächlich die allgemeinen Anpassungsvorgänge im Mittelpunkt der günstigen oder ungünstigen Beeinflussung der Tuberkulose stehen, ergibt sich aus dem Vergleich früherer Untersuchungen an der höchsten deutschen Lungenheilstätte in den Alpen (Wasach bei Oberstdorf, 1000 m ü. N.N.) und der Heilstätte Utersum auf der Nordseeinsel Föhr mit den Befunden der vorliegenden Meßreihen (s. Kap. IV C). Im Hochgebirgsklima waren es besonders die Tuberkulosekranken mit hohem Tonus der Arterien, die eine gute Heiltendenz erkennen ließen, an der Nordsee besonders Patienten mit einem niedrigen elastischen Kreislaufwiderstand (JUNGMANN 94). In den vorliegenden Meßreihen nahm der elastische Kreislaufwiderstand im Hochgebirge während der Anpassung signifikant ab, an der Nordsee deutlich zu. Dies würde für die gut ansprechenden Tuberkulosekranken in beiden Klimaten eine früh einsetzende Tendenz zur Normalisierung des Arterientonus bedeuten, wobei diesem Meßwert kein direkter Zusammenhang mit dem Krankheitsverlauf, sondern mehr die Bedeutung eines Indikators der funktionellen Umstellung während der Anpassung zukommt.

2. EXTRAPULMONALE TUBERKULOSE

Zu a): (Schonung) Dem Gesichtspunkt, durch Ausschluß schädigender Klimafaktoren auf die Krankheit Einfluß zu nehmen, kommt bei der extrapulmonalen Tuberkulose nur ganz allgemeine Bedeutung zu.

Zu b): (Spezifische Wirkung) Unter den spezifisch auf den Erreger oder das erkrankte Gewebe wirkenden Klimafaktoren wird besonders die Ultraviolettstrahlung, und zwar der langwellige Anteil (UVA) von 320—400 mμ Wellenlänge diskutiert. ASBECK (6) nimmt, gestützt auf Untersuchungen von WELS (206, 207) und SCHULZE (184, 185), eine direkte Beeinflussung der Sulfhydrilkörper in der Haut an, die in ihrer aktiven Form an der Antikörperbildung beteiligt sind.

Zu c): (Umstimmung) Erfahrungsgemäß vertragen Patienten mit extrapulmonaler Tuberkulose stärkere klimatische Belastungen als Lungentuberkulosekranke. Seit den ersten Versuchen von RUSSEL (171) und LETTSOM (134) sowie LATHAM (121) in Margate an der englischen Südostküste, von BERNHARD (12) und ROLLIER (167) in der Schweiz und von PERROCHAUD, LAZIN, MENARD und CALVE (153) in Berck-sur-mêr an der französischen Nordseeküste hat sich die Behandlung der extrapulmonalen Tuberkulose in beiden Klimaten gut bewährt. Nachuntersuchungen von TREPLIN (201), (Sahlenburg/Nordsee) und GOETERS (Noderney/Nordsee) ergaben übereinstimmend zwischen 70 und 90% Dauererfolge bei Knochentuberkulose. Das gleiche gilt für die Halsdrüsentuberkulose und die Mesenterialdrüsentuberkulose auch mit Ascites. Daß es sich dabei besonders um den Effekt der körpereigenen Anpassungsvorgänge handelt, zeigt sich eindrucksvoll bei den im Gipsbett liegenden Patienten. Unter dem Einfluß des Seeklimas bleibt die Muskelatrophie weitgehend aus, z. T. wurden sogar Steigerungen der Muskelkraft nach dem Übergang ins Nordseeklima bei strenger Fixierung der Glieder gemessen (HAEBERLIN 60, WILLARET und JUSTIN-BESANCON 204, OPITZ und ISBERT 150). Dieses »Training en repos« ist sichtbarer Ausdruck der Anregung und Ökonomisierung von Kreislauf und Stoffwechsel auch im ruhenden Muskel durch den Zwang zur Anpassung, deren Auswirkungen auf den tuberkulösen Prozeß selbst sekundär sind.

G. Erkrankungen der Verdauungsorgane

Zu a): (Schonung). Schädigende Klimaeinflüsse sind für Magen-, Darm- und Lebererkrankungen nicht bekannt. Die Hitzewirkung in den Tropen, die über einen Kochsalzverlust durch den Schweiß zu einer Hypacidität des Magensaftes und damit zur Disposition für parasitäre Erkrankungen und Verdauungsstörungen führen kann, kommt in den hier besprochenen Klimaten nicht in Betracht. Das gleiche gilt für die bekannten Reizerscheinungen am Darm bei extremem Temperaturwechsel in den Tropen.

Zu b): (Spezifische Wirkung) Spezifische Wirkungen der Klimafaktoren auf die Verdauungsorgane sind unbekannt und aus theoretischen Überlegungen auch nicht zu erwarten.

Zu c): (Umstimmung) Die Anpassung an das Nordseeklima geht erfahrungsgemäß mit einer deutlichen Appetitsteigerung einher (Kestner 109, Curschmann 24). Auf dem Umweg über eine Belastung der Wärmeregulation kommt eine Stoffwechselsteigerung zustande, die sich im Kalorienverbrauch (Haeberlin und Müller 62), in der Stickstoffbilanz (nothaas und Schadow 148, Schadow und Roeloffs 174), im Fettansatz (v. d. Esche 37), aber auch in einer Zunahme der Säurewerte im Magensaft (Degkwitz 28, Rittershausen 166) und der Peristaltik (Degkwitz 28) mit Abkürzung der Verweildauer der Speisen im Magen und Darm äußert. Hiermit im Zusammenhang mag die Beobachtung stehen, daß die atonische Form der Obstipation an der Nordsee meist günstig beeinflußt, die spastische dagegen oft verstärkt wird (Haeberlin 16).

Andere Magen-, Darm- und Lebererkrankungen, insbesondere Ulcera, Gastritiden, Kolitiden und Leberparenchymerkrankungen sind keine Indikationen für die Nordsee. Auch nach theoretischen Erwägungen ist bei ihnen von einer klimatischen Belastung kein therapeutischer Effekt zu erwarten.

Für das Hochgebirge gelten ähnliche Gesichtspunkte. Hinzu kommt, daß im Gegensatz zur Nordsee in den ersten Höhentagen eine Hypacidität und eine Entleerungsverzögerung des Magens beobachtet wurde (Stämpfli und Endtner 191), die vielleicht Mitursachen der auch bei den vorliegenden Meßreihen relativ häufig festgestellten Verdauungsstörungen im Hochgebirge sind. Nach besonders intensiver Sonnenbestrahlung, wie sie im Hochgebirge oft möglich ist, wurde wiederholt das Auftreten einer akuten Gastritis beobachtet (Amelung 3).

H. Rheumatische Erkrankungen der Bewegungsorgane

Die Ätiologie und Pathogenese der rheumatischen Erkrankungen ist in mancher Hinsicht undurchsichtig, so daß eine Diskussion unter den vorstehenden drei Gesichtspunkten nicht möglich erscheint. Deshalb seien nur einige praktische Erfahrungen aufgezählt und nach obigen Gesichtspunkten geordnet.

Zu a): (Schonung) Da ungünstige meteorologische Einflüsse, z. B. feuchte Kälte, bei der Auslösung rheumatischer Schübe eine immer wieder beobachtete Rolle spielen, wäre von einem Schutz vor diesen Klimafaktoren durch Verschickung Günstiges zu erwarten. In beiden hier diskutierten Klimaten gehört aber gerade Wind, Kühle und an der See auch Feuchte zu den charakteristischen Elementen, so daß aus diesen Erwägungen weder Hochgebirge noch Nordsee indiziert erscheinen.

Zu b): (Spezifische Wirkung) Unter den für Rheumatiker direkt günstigen klimatischen Bedingungen wäre an erster Stelle die trockene Wärme zu nennen. Diese ist nur im Hochgebirge am Tage als typischer Klimabestandteil vorhanden, fehlt an der See dagegen fast vollständig. Andere, direkt auf den chronisch entzündlichen Prozeß wirkende Klimafaktoren sind nicht bekannt.

Zu c): (Umstimmung) Wegen der unbedingten Schonungsbedürftigkeit auch in klimatischer Hinsicht ist der akute fieberhafte Rheumatismus eine absolute Gegenindikation für beide Klimate. Aber auch für die chronischen Formen bedeutet die oben besprochene Aktivierung chronischer Entzündungen, besonders die Aktivierung von sogenannten Herden im Verlauf der Anpassung eine Gefahr. Da diese Herde in der Pathogenes des Rheumatismus heute eine gesicherte Rolle spielen, enthält der Zwang zur Anpassung an beide Klimate für den Rheumatiker immer die Möglichkeit der Auslösung eines rheumatischen Schubs. Aus diesem Grunde stellt auch die chronische Form der Polyarthritis eine Gegenindikation gegen das Nordseeklima dar; sie fehlt ebenso in den Indikationslisten für das Hochgebirge.

Unbestritten bleibt dagegen der Wert der gleichen Anpassungsvorgänge an beide Klimate für die Rheumaprophylaxe (Haeberlin und Goeters 63, v. Phillipsborn 161). Nach Jaupp (89) ist Rheumaprophylaxe ein Abhärtungsproblem. Die Abhärtung auch domestizierter Personen ist in beiden Klimaten unter optimalen Bedingungen möglich (s. a. Abschnitt V, E).

I. Rekonvaleszenz

Die Erfahrung, daß »das Bett zehrt«, erklärt sich nicht nur aus der muskulären Untätigkeit des Patienten, sondern auch aus der Verweichlichung durch die klimatische Isolation unter der Bettdecke im Krankenzimmer. Es liegt auf der Hand, daß die hier besprochenen drei Wirkprinzipien, der Schutz vor schädigenden Klimaeinflüssen, die spezifischen Wirkungen z. B. der Strahlung, besonders aber die reaktiven Anpassungsvorgänge an das Nordsee- und Hochgebirgsklima in hervorragender Weise zur Übungsbehandlung nach langem Krankenlager, nach Operationen und nach intensiver medikamentöser Therapie genutzt werden können. Eine Diskussion unter den drei genannten Gesichtspunkten erübrigt sich deshalb.

Der Vorteil der Klimatherapie für die Abkürzung der Rekonvaleszenz liegt darin, daß keine Muskelleistungen vorausgesetzt werden müssen (Training en repos). Die Übungsbehandlung zur Anregung von Kreislauf und Stoffwechsel kann also relativ frühzeitig begonnen werden. Von der zeitlich begrenzten Aufstellung der Betten im Freien bei verschiedenen Wetterlagen, der Heliotherapie, kurzen Spaziergängen, Krankengymnastik bis zum körperlichen Training auf den sog. Kurübungswegen im Gebirge und dem Sport am Strand bieten sich vielgestaltige Möglichkeiten der Übungsbehandlung. Der Anblick gesunder, sporttreibender Menschen an der See und im Gebirge dürfte sich dabei auch psychisch günstig auswirken.

Begrenzt wird diese »Nachsorge« durch die Reisefähigkeit des Patienten. Immerhin könnte bei dem heutigen Bettenmangel in den städtischen Kliniken die Frage erwogen werden, ob nicht die Mühen auch eines liegenden Transports durch die Vorteile einer verkürzten Rekonvaleszenz und schnelleren Rehabilitation weitgehend ausgeglichen werden. Bei der hohen technischen Entwicklung des Verkehrs sollte die Frage allein entscheidend sein, ob das Stadium der Erkrankung eine klimatische Übungsbehandlung in den beiden hier diskutierten Klimaten erlaubt und nützlich erscheinen läßt.

VI. Schlußbetrachtung

Die Diskussion der Behandlung innerer Erkrankungen unter den drei Gesichtspunkten a) der *klimatischen Schonung,* b) der *spezifischen direkten Klimawirkung* auf das erkrankte Organsystem bzw. den Erreger und c) der *Ausnutzung der reaktiven Anpassungsvorgänge* an das Nordsee- und Hochgebirgsklima ließe sich theoretisch noch weiter ausdehnen, es fehlen in der Literatur jedoch Unterlagen über Behandlungsergebnisse.

In jedem hier angeführten Fall ergibt sich, daß die Schonung vor schädigenden Klimaeinflüssen am Heimatort nicht allein zur Verschickung in diese beiden reizstarken Klimate berechtigt. Organspezifische direkte Wirkungen einzelner Klimafaktoren sind mit Ausnahme des Aerosols der Seeluft und der Ultraviolettstrahlung noch zu wenig erforscht und nach den bisherigen Kenntnissen auch offenbar geringer, als allgemein angenommen wird.

Im Vordergrund des therapeutischen Prinzips steht der Zwang zur Anpassung an die veränderten klimatischen Bedingungen. Diese Anpassung führt nach Art eines Trainings mit der Zeit zu einer Ökonomisierung der Funktionsabläufe und einer verbesserten Koordination der einzelnen körperlichen Vorgänge untereinander (siehe Kap. IV B). Die Anpassung an die heilsame Belastung verläuft in Phasen (siehe Kap. IV A) und benötigt Zeit, nach den vorliegenden Untersuchungen etwa 4 Wochen. Damit bestätigt sich die alte kurärztliche Erfahrung, daß eine Kur 4 bis 6 Wochen dauern soll, um zu einem anhaltenden Erfolg zu führen.

Die in den Kapiteln III und IV ausführlich diskutierten Veränderungen an Kreislauf, Atmung, Stoffwechsel und endokrinem System sowie im subjektiven Befinden während des Klimaaufenthalts lassen sich fast alle als Symptome der Auseinandersetzung mit der klimatischen Belastung, als Ausdruck der körpereigenen reaktiven Anpassungsvorgänge verstehen, die sich erst sekundär günstig auf die vorliegende Krankheit auswirken.

Bei Klimakuren ist der Patient immer einem »Akkord« schonender, evtl. spezifisch wirkender und belastender Faktoren ausgesetzt, die sich im Idealfall sinnvoll ergänzen. Am Beispiel der chronischen Bronchitis sei dies kurz aufgezeigt:

Im Hochgebirge tritt zu dem schonenden Faktor der optimalen Luftreinheit der Reiz der Trockenheit der Höhenluft auf die Atemwege. Die Anpassung an diese klimatische Belastung wird unterstützt durch die unspezifische, resistenzerhöhende Wirkung der Ultraviolettstrahlung, die vermehrte Erythropoese als Reaktion auf den »formativen Reiz« des erniedrigten Sauerstoffpartialdrucks und sehr wahrscheinlich durch eine vermehrte Blutfülle im Thorax als Reaktion auf die Höhe. Hinzu kommen psychische Einflüsse durch den Eindruck der Landschaft sowie ein körperliches Training beim Gehen auf bergigen Wegen. Diese Akkordwirkung kann durch häufigen Höhenwechsel mit Hilfe der Bergbahnen noch intensiviert werden. An der Nordsee kombinieren sich mit der ebenfalls schonenden Reinheit der Seeluft die spezifischen Wirkungen des Aerosols auf die Tracheal- und Bronchialschleimhaut. Dazu kommen auch an der See die resistenzerhöhenden Effekte der Ultraviolettstrahlung, außerdem aber ein Training der Wärmeregulation durch die ständig wechselnde Kühlwirkung von Wind, Strahlung und Feuchte, dessen Erfolg als »Abhärtung« die Kur überdauert, und wiederum psychische Einflüsse. Diese Akkordwirkung kann durch Seebäder intensiviert werden.

Folgende Voraussetzungen müssen zur therapeutischen Nutzung der Anpassungsvorgänge erfüllt sein: Der Patient muß eine ausreichende *Belastbarkeit* aufweisen, d. h. der Allgemeinzustand und die vorliegende Krankheit müssen sich in einem Stadium befinden, das eine vorsichtige und dosierte Übung erlaubt. Der Kranke darf durch stets mögliche Aktivierung entzündlicher Prozesse während der Anpassungszeit nicht ernsthaft gefährdet werden. Dies gilt sowohl für entzündliche Vorgänge an dem erkrankten Organsystem als auch für sog. Herderkrankungen. Nach AMELUNG (3, 4) ist Klimatherapie im Hochgebirge immer Übungsbehandlung. Von der Nordsee gilt das gleiche.

Neben der Belastbarkeit des Organismus ist als zweite Voraussetzung die erhaltene *Reaktionsfähigkeit* des erkrankten Organsystems zu nennen. Ist z. B. beim Emphysem, bei der Arteriosklerose oder beim M. Addison der pathologisch-anatomische Umbau oder die Zerstörung des Organs soweit fortgeschritten, daß seine Reaktionsfähigkeit deutlich reduziert ist, führen Klimakuren in beiden zur Diskussion stehenden Klimaten nach allen Erfahrungen zu keinem Erfolg, oft sogar zur akuten Verschlechterung des Krankheitszustandes.

Unter diesem Gesichtspunkt ist die Klimatherapie chronischer innerer Erkrankungen eine vorwiegend indirekte Beeinflussung der Krankheit selbst, eine »taktische Therapie« (SCHAEFER 175), die allerdings unter optimalen (Klima-)Bedingungen gezielt und dosiert durchgeführt werden kann. Ein weiterer Vorteil dieser Therapieform kann darin gesehen werden, daß die relativ milden Klimaeinflüsse nicht durch eine akute, tiefgreifende Beeinflussung, einen »Stoß ins vegetative System« wirksam werden (wie z. B. bei der Klimakammertherapie), sondern durch die wochenlang anhaltenden, relativ milden Einwirkungen dem Organismus Zeit lassen, die reaktiven Vorgänge in Gang zu setzen und auch zu vollenden. Dadurch ist auch für manche Form einer zusätzlichen Behandlung der Weg offengelassen.

Zusammenfassung

Die Klimatherapie nimmt im Rahmen der Behandlung innerer Krankheiten einen zwar beständigen, in seiner Bedeutung aber umstrittenen Platz ein (Kapitel I). Die Problematik betrifft weniger das Mittelgebirge und die waldreichen Gebiete des Binnenlandes mit ihren vorwiegend entlastenden, schonenden klimatischen Bedingungen, als vielmehr die für den Großstädter besonders reizstarken Klimate der Nordsee und des Hochgebirges.

In der vorliegenden Arbeit wurde der Versuch unternommen, die Wirkungsweise vom Aufenthalt in diesen beiden Klimaten messend zu verfolgen und zu objektivieren. An Kranken und gesunden Versuchspersonen konnten vor, während und nach einem 4wöchigen Klimaaufenthalt fortlaufend Untersuchungen an Kreislauf, Atmung, Stoffwechsel, endokrinem System und Nervensystem vorgenommen werden. Außerdem wurden Kontrolluntersuchungen an Personen, die am Heimatort verblieben oder aus einem fremden Klima an den Heimatort zurückkehrten, durchgeführt. Zum Vergleich erfolgten Messungen an Personen, die sich einem extremen Klimawechsel, z. B. großen Höhen, aussetzten und schließlich an Gesunden, die als vollständig akklimatisiert an das Hochgebirgsklima angesehen werden konnten (Kapitel II und Kapitel III).

Es ergaben sich vier charakteristische Wesenszüge der Klimawirkung an der Nordsee und im Hochgebirge:

1. Im Mittelpunkt des therapeutischen Effektes steht weniger der spezifische Einfluß bestimmter Klimafaktoren auf das erkrankte Organsystem, als vielmehr die Anpassung an die »heilsame klimatische Störwirkung«. Die in den vorliegenden Untersuchungsreihen nachgewiesenen Veränderungen an Kreislauf, Atmung, Stoffwechsel, endokrinem System und auch im subjektiven Befinden können fast ohne Ausnahme als Symptome der Auseinandersetzung mit der klimatischen Belastung gedeutet werden, deren Auswirkungen auf den Krankheitsprozeß erst sekundär sind (Kapitel IV).
2. Diese Anpassung entwickelt sich nicht kontinuierlich, sondern in Phasen, z. T. mit vorübergehender Verschlechterung des körperlichen Zustandes, die sich in allen untersuchten Organfunktionen wiederfinden. Die Veränderungen der Meßwerte ließen sich zu den entsprechenden

Zeitabschnitten der Kur meist auch statistisch sichern (Kapitel III und Kapitel IV A).

3. Erst nach vollzogener Anpassung an die klimatischen Belastungen wird der therapeutische Erfolg erkennbar. Im Durchschnitt werden hierzu mindestens 3 Wochen benötigt. Mit dem Eintritt des Kurerfolges vermindern sich die Abweichungen der einzelnen Ruhemeßwerte, vom sog. Normalwert, es kommt zur »Normalisierung«. Gleichzeitig werden die verbesserten Organleistungen unter Belastung deutlich (Kapitel IV B).
4. In der therapeutischen Wirkung dieser Klimate kombinieren sich die Prinzipien der *Schonung* vor schädigenden Klimaeinflüssen (z. B. Luftverunreinigungen), der *spezifischen direkten Wirkung* auf das erkrankte Organsystem (z. B. Aerosol an der Nordsee) mit dem Trainings- (Abhärtungs-)*Effekt der Anpassung* an die heilsamen klimatischen Belastungen (z. B. die Trockenheit und den verminderten Sauerstoffpartialdruck der Höhenluft oder die Abkühlung durch Feuchte und Wind an der See) in besonders günstiger Weise. Die heilsame Störwirkung läuft im optimalen Milieu ab (Kapitel VI).

Außerdem konnte regelmäßig nach der Heimreise aus beiden Klimaten ein sog. *Rückkehreffekt* objektiviert werden, der sich subjektiv in Müdigkeit äußerte, am Kreislauf durch eine vagotone Ruheeinstellung gekennzeichnet war und der etwa eine Woche anhielt (Kapitel III C).

Die für die Klimabehandlung an der Nordsee und im Hochgebirge geeigneten inneren Krankheiten werden im einzelnen unter diesen 3 Gesichtspunkten der klimatischen Schonung, der spezifischen Wirkung einzelner Klimafaktoren und der Nutzung der Anpassungsvorgänge an die klimatische Belastung diskutiert (Kapitel V).

Für die Indikation zur Behandlung innerer Krankheiten in diesen beiden Klimaten müssen zwei Voraussetzungen erfüllt sein:

1. Die Krankheit muß in ein Stadium eingetreten sein, das Belastungen erlaubt, ohne daß die Gefahr einer akuten Schädigung besteht.
2. Das erkrankte Organsystem muß ausreichend reaktionsfähig sein.

Gewisse Unterschiede im speziellen Verlauf der Anpassung konnten zwischen dem Nordsee- und dem Hochgebirgsklima nachgewiesen werden, deren genauere Kenntnis eine gezieltere Anwendung von Klimakuren in diesen beiden Klimaten ermöglichen würde (Kapitel IV C und Kapitel V).

Literatur

1) Aggazotti, A., Giom. Biol. Med. sper. 1, 16 (1924)
2) Albanus, G., cit. n. Kaeberlin u. Goeters (62)
3) Amelung, W., Klimat. Behandlung Inn. Krankheiten. Berlin 1941
4) Amelung, W., Medizin. Klimatolog. 2. Aufl. Bonn 1959
5) Amelung, W. und G. Best, Arch. physik. Ther. 10, Heft 4 (1958)
6) Asbeck, F., Med. Welt 1951 I 984
7) Aschenbrenner, R., Medizin.-Meteorol. Hefte 1, 38 (1949)
8) Balzar, E., F. Gabl, M. J. Halhuber, G. Hildebrandt u. H. Jungmann, Ztschr. angew. Bäder-Klimahk. 4, 91 (1957)
9) Barcroft, J., Die Atmungsfunktion des Blutes, 1. Teil. Berlin 1927
10) Becker-Freyseng, H., H. H. Loeschke, U. C. Luft u. E. Opitz, Luftfahrtmed. 7, 160 (1943)
11) v. Bergmann, G., Verh. Klimatol. Tagung Davos 1925. Basel, S. 503
12) Bernhard, O., in Engel – Pirquet, Handb. d. Kindertuberkulose 2, 1153, Leipzig 1930
13) Bieling, Balneologe 1935, 104
14) Bock, H. A., Beitr. Klin. Tbk. 93, 503 (1939)
15) Breitner, B., Forschung u. Praxis. Wien 1955, S. 79
16) Brömser, Ph., u. O. F. Ranke, Z. Biol. 90, 467 (1930)
17) Brömser, Ph., u. O. F. Ranke, Z. Kreislaufforschg. 25, 11 (1933)
18) Castellani, A., Climate and Acclimatization. London 1938
19) Cauer, H., Z. physik. Therap. 43, (1932)
20) Cauer, H., Ztschr. Aerosolforschung. 6, 459 (1956)
21) Concornotti, Zbl. Bakt. 26, 492 (1899)
22) Cordier, D., u. G. Perez, Compt. Rend. Soc. Biol. (Paris) 147, 1377 (1953)
23) Curschmann, H., Med. Welt. 1937, 566
24) Curschmann, H., Arch. physik. Ther. 2, 73 (1950)
25) Curschmann, H., Wien. Klin. Wochenschr. 1928, 13
26) Czerni, A., Die Paediatrie meiner Zeit. Berlin 1939, S. 93
27) Dalla Torre, L., in A. v. Muralt (145) S. 119
28) Degkwitz, R., Balneologe 3, 263 (1936)
29) Delius, L., Ztschr. angew. Bäder-Klimahk. 6, 341 (1959)
30) Delius, L., H. Grandmann, D. Kempe u. W. Stoltenberg, Ztschr. angew. Bäder-Klimahk. 6, 348 (1959)
31) Delius, L., E. Opitz u. W. Schoedel, Luftfahrtmed. 6, 213 (1942)
32) Delius, L., u. H. Reindell, Klin. Wochenschr. 27, 1 (1949)

33) Duesberg, R., u. W. Schroeder, Pathophysiol. u. Klinik d. Kollapszustände. Leipzig 1944
34) Durig, A., Denkschrift. Kaiserlich. Akad. Wissensch. Band 86, (Wien 1911)
35) Effenberger, H., Medizin.-Meteorol. Hefte 1, 61 (1949)
36) Emmrich, J., H. Stein, H. Klepzig, K. Mushoff, H. Reindell u. B. Baumgarten, Z. Kreislaufforschg. 47, 326 (1958)
37) Esche, v. d., P., Arch. Hyg. 132, 133 (1950)
38) Fleisch, A., u. E. Grandjean, in A. Fleisch u. A. v. Muralt (39)
39) Fleisch, A., u. A. v. Muralt, Klimaphysiol. Untersuch. i. d. Schweiz, 2. Teil. Basel 1948
40) Forcher-Mayr, O., Med. Klinik 47, 1179 (1947)
41) Frank, O., Sitzungsber. Ges. Morph. u. Physiol. München 37, 33 (1926)
42) Frank, O., Z. Biol. 90, 404 (1930)
43) Freydberg, H., Schweiz. Med. Wochenschr. 86, 629 (1956)
44) Fröhlich, D., Arch. physik. Ther. 11, 161 (1959)
45) Gadermann, E., u. H. Jungmann, Med. Welt, Nr. 15, 745 (1960)
46) Gadermann, E., G. Hildebrandt u. H. Jungmann, Z. Kreislaufforschg. 50, 805 (1961)
47) Gaehwyler, M., Tbk – Bibl. Nr. 46, Leipzig 1932
48) Giersberg, H., Strahlenther. 86, 133 (1952)
49) Gigon, A., Verh. Klimatol. Tagung Davos 1925, Basel
50) Glatzel, H., Med. Rundschau 4, 253 (1950)
51) Goeters, W., Medizin.-Meteorol. Hefte 1, 57 (1949)
52) Goeters, W., cit. n. Haeberlin u. Goeters (62)
53) Gollwitzer-Meier, Kl., Deutsch. Med. Wochenschr. 1941, 943
54) Gollwitzer-Meier, Kl., Arch. physik. Ther. 2, (1950)
55) Grandjean, E., Schweiz. Med. Wochenschr. 79, 515 (1949)
56) Grandjean, E., J. Physiol. (Paris) 40, 58 (1948)
57) Grandjean, E., in A. v. Muralt (145) S. 153 u. 489
58) Grandjean, E., u. A. Linder, Helv. Physiol. Acta 5, 441
59) Haag u.Werner, Z. Hyg. 1942, 190
60) Haeberlin, C., Erg. phys. diät. Therapie 1, Berlin 1939
61) Haeberlin, C., Med. Klinik 1910, 1182
62) Haeberlin, C., u. Fr. Müller, Balneolog. 2, 312 (1915)
63) Haeberlin, C., u. W. Goeters, Grundlagen der Meeresheilkunde. Stuttgart 1954
64) Halhuber, M. J., Münch. Med. Wochenschr. 101, 1118 (1959)
65) Hamilton, W. F., u. Ph. Dow, Amer. J. Physiol. 125, 48 (1939)
66) Hanstein, Arch. physik. Ther. 11, 65 (1959)
67) Hartmann, H., u. A. v. Muralt, Acta Aerophysiol. 1, 38 (1934)
68) Hauch, H. J., u. K. Th. Danneel, Klin. Wochenschr. 32, 687 (1954)
69) Haus, E., u. H. Jungmann, Schweiz. Med. Wochenschr. 83, 1156 (1953)
70) Haus, E., u. H. Jungmann, Schweiz. Med. Wochenschr. 84, 1265 (1954)
71) Häusler, H. Ph., Arch. physik. Therap. 6, 163 (1954)

72) Hessbrüggen, siehe Degkwitz (28)
73) Hildebrandt, G., Dtsch. Med. Wochenschr. 79, 1404 (1954)
74) Hildebrandt, G., Die Therapiewoche 9, 10, 465 (1959)
75) Hildebrandt, G., Z. Klin. Med. 150, 445 (1953)
76) Hildebrandt, G.
77) Hildebrandt, G., u. P. Engelbertz, Arch. physik. Ther. 5, 160 (1953)
78) Hildebrandt, G., H. Jungmann u. L. Steinke, Ztschr. angew. Bäder-Klimahk. 6, 126 (1959)
79) Hittmair, A., Forschung u. Praxis. Wien 1955
80) Hochrein, M., Dtsch. Med. Journal 1, 1 (1958)
81) Hoff, F., Fieber, unspezifische Abwehrvorgänge, unspezifische Therapie. Stuttgart 1957
82) Hoff, F., u. H. Losse, Dtsch. Med. Wochenschr. 80, 529 (1955)
83) Holmquist, A., Acta Aerophysiol. 1, 9 u. 21 (1934)
84) Hultgren, H. N., W. B. Spickard, K. Hellriegel u. C. S. Houston, Medicine 40, 289 (1961)
85) Hurtado, A., Ann. d. la Facultad. de Medicina Lima 39, 957 (1956)
86) Hurtado, A., T. Velasquez, C. Reynafarje, R. Lozano, R. Chavez, H. Aste-Salazar, B. Reynafarje. C. Sanchez u. J. Munoz, School of Aviation Medicine USAF, Report No. 56-1
87) Inama, K., Ztschr. angew. Bäder-Klimahk. 5, 373 (1958)
88) Itahara, K., S. Fukuchi, T. Fujibayashi u. M. Yamaguchi, Tokohu J. Exp. Med. 61, 231 (1955)
89) Jaupp, R., Z. Rheumaforschung 1, 441 (1938)
90) Jessel, U., Arch. physik. Ther. 1955, 230
91) Jores, A., Erg. Inn. Med. u. Kinderhk. 48, 574 (1935)
92) Jungmann, H., Z. ges. exp. Med. 122, 60 (1953)
93) Jungmann, H., Z. Kreislaufforschg. 43, 120 (1954)
94) Jungmann, H., Dtsch. Med. Wochenschr. 78, 98 u. 134 (1953)
95) Jungmann, H., Medizin.-Meteorol. Hefte 11, 69 (1956)
96) Jungmann, H., Arch. physik. Ther. 7, 357 (1955)
97) Jungmann, H., Medizinische 44, 1565 (1956)
98) Jungmann, H., Z. angew. Bäder-Klimahk. 6, 118 (1959)
99) Jungmann, H., W. D. Erdmann u. D. Heye, Arch. Kreislaufforschg 28, 153 (1958)
100) Jungmann, H., u. E. Gadermann, Verh. Dtsch. Ges. Kreislaufforschg. 25, 230 (1959)
101) Jungmann, H., u. H. Rohr, Pflüg. Arch. 258, 38 (1953)
102) Kämmerer, Organismus u. Umwelt. Berlin 1939
103) Kapal, E., F. Martini, H. Reichel u. E. Wetterer, Z. Biol. 104, 429 (1951)
104) Kapal, E., F. Martini u. E. Wetterer, Z. Biol. 104, 75 u. 256 (1951)
105) Keeser, E., s. H. Voegt (205)
106) Kellogg, R. H., N. Pace, E. R. Archibald u. B. E. Vaughan, J. Appl. Physiol. 11, 65 (1957)

107) Kestner, O., cit. n. Haeberlin u. Goeters (62)
108) Kestner, O., Medizin.-Meteorol. Hefte 1, 3 (1949)
109) Kestner, O., Die Physiolog. d. Seeklimas in Engel-Pirquet, Handb. d. Kindertbk. 2, 1086, Leipzig 1930
110) Keys, A., Erg. Inn. Med. u. Kinderhk. 54, 585 (1938)
111) Kimmig, J. u. A. Wiskemann, Handb. Haut- u. Geschlechtskrankh. Ergänzungswerk 5, 2. Teil, 1021 (1958)
112) Knipping, H. W., Z. Biol. 78, 259 (1923)
113) Kohler, E., Therap. Umschau 8, 155 (1952)
114) Koller, F., E. Schwarz u. M. Marti, Acta Endokrinol. (Copenhagen) 16, 118 (1954)
115) Krauel, G., Z. physik. Ther. 42, 247 (1932)
116) Krauel, G., Medizin.-Meteorol. Hefte 1, 66 (1949)
117) Kroetz, Chr., Dtsch. Med. Wochenschr. 1941, 946
118) Kronecker, H., Die Bergkrankheit, Berlin—Wien 1903
119) Kühnau, J., in H. Vogt, Lehrbuch d. Bäder- u. Klimahk. Berlin 1940
120) Laignel-Lavastine, cit. n. Haeberlin u. Goeters (62)
121) Latham, J., cit. n. Haeberlin u. Goeters (63)
122) Lehmann, G., Therapiewoche 6, 30 (1955)
123) Leistner, W., in Haeberlin u. Goeters (63), S. 1
124) Lettsom, J. C., cit. n. Haeberlin u. Goeters (63)
125) Linder, A., siehe Grandjean u. Linder (58)
126) Linke, F., Bioklimat. Beiblätter d. Meteorol. Ztschr. 5, 7 (1938)
127) Loewy, A., Physiologie d. Höhenklimas, Berlin 1932
128) Lühr, K., Arch. physik. Therapie 11, 3 (1959)
129) Marchionini, A., Fortschr. prakt. Dermatolog. u. Venerolog., Berlin, Göttingen, Heidelberg 1952, 12
130) Marchionini, A., u. S. Borelli, Dtsch. Med. Wochenschr. 81, 811 (1956)
131) Mark, R. E., Arch. exp. Path. Pharm. 139, 68 (1929)
132) Marschak u. Vereschagin, cit. nach Haeberlin u. Goeters (63)
133) Mellerowicz, H., Arch. Kreislaufforschg. 24, 70 (1956)
134) Menzel, W., Ärztl. Wochenschr. 1/2, 705 (1942)
135) Menzel, W., Erg. Inn. Med. u. Kinderhk., 61, 1 (1941)
136) Mermod, cit. n. Pfleiderer u. Büttner (160)
137) Meyer-Schlitte, Z. Kreislaufforschg. 25, 481 (1933)
138) Michaud, Verh. Klimatol. Tagung Davos 1925. Basel
139) Michel, G., Schweiz. Med. Wochenschr. 53, 648 (1923)
140) Miethke, M. u. H. Schlag, Veröffentl. Zentralst. Balneolog. 25, 35 (1931)
141) Monge, C., Bull. Schweiz. Akad. Med. Wissensch. 3/4 187 (1951)
142) Monge, C., A. Cazorla, G. Whittembury, Y. Sakata u. C. Rizo-Patrón. Acta Physiol. Lat. Amer. 5, 158 (1955)
143) Morpurgo, B., Verh. Klimat. Tagung Davos 1925. Basel
144) v. Muralt, A., Gedenkvorlesung Dr. A. Wander, Heft 1. Bern 1958

145) v. Muralt, A., Klimaphysiol. Untersuchungen in der Schweiz, 1. Teil. Basel 1944
146) v. Neergaard, Schweiz. Med. Wochenschr. 77, 1160 (1947)
147) Nonnenbruch, Dtsch. Med. Wochenschr. 1931, 2057
148) Nothaas, R., u. H. Schadow, Jahrb. Kinderhk. 127, 1 (1930)
149) Oettli, Th., Praxis 39, 718 (1950)
150) Opitz, H., u. H. Isbert, Jahrb. Kinderhk. 111, 177 (1926)
151) Ott, H., Medizinische 1957, 872
152) Otto, J. H. F., Medizinische 1952 II, 1049
153) Perrochaud, Lazin, Ménard sowie Calvé, cit. n. Haeberlin u. Goeters (63)
154) Petersen, L. H., Feder. Proc. 11, 762 (1952)
155) Pfannenstiel, W., Ärztl. Praxis 1959, S. 1637
156) Pfleiderer, H., Balneologe 3, 316 (1936)
157) Pfleiderer, H., Balneologe 4, 71 (1937)
158) Pfleiderer, H., Z. Aerosolforschg. 2, 696 (1953)
159) Pfleiderer, H., u. K. Büttner, Bioklimatologie in H. Vogt, Lehrbuch d. Bäder- u. Klimaheilkunde. Berlin 1940
160) Pirlet, K., Verh. Dtsch. Ges. Kreislaufforschg. 25, 277 (1959)
161) v. Philipsborn, E., Schriftenreihe Dtsch. Bäderverb. H. 5, (1949)
162) Preuner, R., Z. Hyg. 121, 559 u. 320 (1939)
163) Ranke, O. F., Verh. Dtsch. Ges. Kreislaufforschg. 15 (Anhang) 1 (1949)
164) Reichel, H., Klin. Wochenschr. 23, 235 (1944)
165) Reindell, H., Diagnostik d. Kreislauffrühschäden. Stuttgart 1949
166) Rittershausen, R., cit. n. Haeberlin u. Goeters (63)
167) Rollier, A., Die Heliotherapie. München 1951
168) Rominger, E., Medizin.-Meteorol. Hefte 1, 18 (1949)
169) Rotta, A., A. Canépa, A. Hurtado, T. Velasquez u. R. Chávez, J. Appl. Physiol. 9, 328 (1956)
170) Ruff, Sportärztekongreß, Hamburg. Frankfurt 1958
171) Russel, R., cit. n. Haeberlin u. Goeters (62)
172) Sarre, H., Schriftenreihe Dtsch. Bäderverb., Bonn 1953, S. 109
173) Sauer, W., Medizin.-Meteorol. Hefte 1, 23 (1949)
174) Schadow, H., u. F. Roeloffs, Monatsschr. Kinderhk., 53, 50 (1932)
175) Schäfer, G., Int. Rdsch. Phys. Med. 11, 127 (1958)
176) Schaefer, H., Acta Neurovegetat. 4, 201 (1952)
177) Schäffler, K., u. M. Flury, Helv. Physiol. Acta 6, 596 (1948)
178) Scheibl, F., u. D. Saffer, Hoppe-Seyler's Z. physiol. Chemie 298, 26 (1949)
179) Schellong, F., u. B. Lüderitz, Regulationsprüfungen des Kreislaufs. 2. Aufl. Darmstadt 1954
180) Schmid, A., u. F. Reubi, Cardiol. 19, 42 (1951)
181) Schmidt, P., u. A. Kairies, Dtsch. Med. Wochenschr. 1931, I, 1361
182) Schönholzer, G., F. Gross u. F. Marthaler, Helv. Physiol. Acta 6, 713 (1948)
183) Schubert, G., u. G. Höhne, Handb. Inn. Med. 1954 S. 219
184) Schulze, R., Strahlenther. 1960

185) Schulze, R., Strahlenther. 86, 51 (1951)
186) Schuth, E., R. Landschütz u. U. Irmer, Dtsch. Med. Wochenschr. 66, 656 (1940)
187) Selye, H., The Physiology and Pathology of Exposure to Stress. Montreal 1950
188) Siemens, P., in Fibel der Meeresheilkunde DBV, Bonn, 1954
189) Spode, E., cit. n. Kimmig u. Wiskemann (111)
190) Stähelin, R., Verh. Klimatol. Tagung Davos 1925. Basel, S. 516
191) Stämpfli, R., u. B. Endtner, Helv. Physiol. Acta 2, Suppl. III, 189 (1944)
192) Stämpfli, R., u. A. Eberle, Helv. Physiol. Acta 2, Suppl. III, 221 (1949)
193) Stäubli, C., Erg. Inn. Med. u. Kinderhk. 11, 72 (1913)
194) Stäubli, C., u. A. Jaquet, Verh. Klimatolog. Tagung Davos 1925. Basel
195) Stiller, cit. n. Holmquist (83)
196) Steinmann, B., Erg. Inn. Med. Kinderhk. 62, 991 (1942)
197) Storm van Leeuwen, W. S., Allergische Krankheiten Berlin 1926
198) Strassburger, J. u. S. Isaac, Therap. Monatshefte 28, 325 (1914)
199) Straube, G., Arch. physik. Ther. 3, 24 (1951)
200) Suter, Arch. exp. Path. 39, 289 (1897)
201) Treplin, Veröff. Zentralst. Balneol. N. F. 2, 80 (1925)
202) Turban und Spengler, cit. n. Marchionini (129)
203) Verzár. F., R. Doetsch u. W. Vögtli, Höhenklimaforschung des Basler Physiolog. Instituts 1956
204) Villaret et Justin-Besancon, Clinique et Ther. Hydroclimatique Paris 1937
205) Voegt, H., Dissertation Hamburg 1934
206) Wels, P., Strahlenther. 75, 118 (1944)
207) Wels, P., Strahlenther. 86, 8 (1952)
208) Wezler, K., Organismus und Umwelt. Dresden und Leipzig 1939
209) Wezler, K., Verh. Dtsch. Ges. Kreislaufforschg. 15 (Anhang) 1949
210) Wezler, K., u. A. Böger, Erg. Physiol. 41, 292 (1939)
211) Wezler, K., R. Thauer u. K. Greven, Z. ges. exp. Med. 107, 673 (1940)
212) Wiesinger, K., Documenta Geigy, Mensch und Höhe 1956
213) Wiesinger, K., u. K. Abbühl, in A. v. Muralt (145) S. 131
214) Wiesinger, K., u. F. Schertenleib, Helv. Physiol. Acta 2, Suppl. III, 205 (1944)
215) Wiesinger, K. u. W. Tobler, Helv. Physiol. Acta 2, Suppl. III 95 (1944)
216) Winterstein, H., Pflüg. Arch. 256, 96 (1952)
217) Wolter, R., Schweiz. Med. Wochenschr. 64, 120 (1934)
218) Zuntz, N., Physiol. u. hygien. Wirkungen der Seereisen, 5. Int. Kong. Thalassother. 24 (1911)
219) Åstrand, P.-O., u. I. Åstrand, J. Appl. Physiol. 13 75 (1958)